「首尾一貫感覚」で逆境に強い自分をつくる方法

過酷な環境でもなお「強い心」を保てた人たちに学ぶ

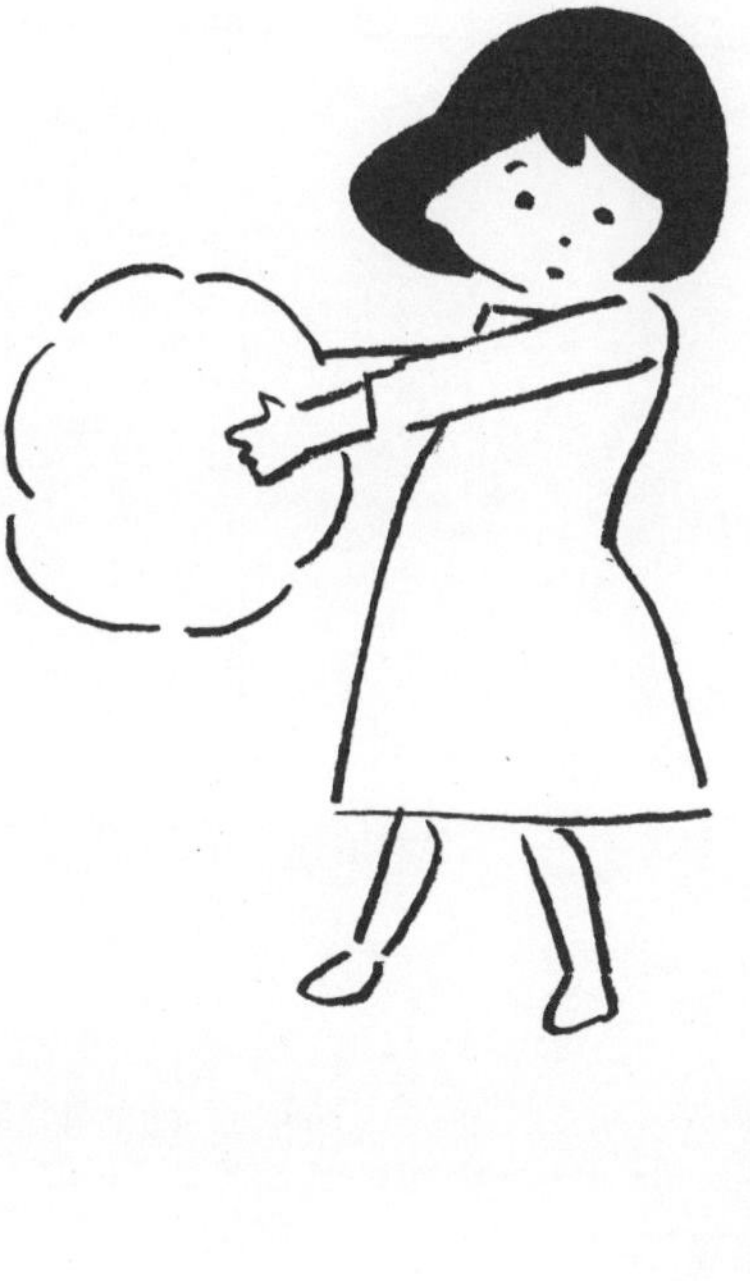

舟木彩乃
Ayano Funaki

河出書房新社

過酷な環境でも
なお「強い心」を
保てた人たちに学ぶ

「首尾一貫感覚」で逆境に強い自分をつくる方法

はじめに

過酷な経験から得た生きる知恵

コロナや戦争、物価の上昇などが、私たちの日常生活だけでなく、心の中にも暗い影を落としています。生きにくい世の中になったと感じる人が多いのではないでしょうか。

小手先のストレスマネジメントだけでは通用しなくなったこの時代を、少しでも有意義に生きていくにはどうすればいいか。私が本書を執筆したのは、そのヒントが、第二世界次大戦のユダヤ人強制収容所を生き抜いた人など、過酷な環境を乗り越えた人たちにあると思ったからです。

もちろん、強制収容所を経験した人たちの知恵や生き様が、そのまま現代社会に通用するわけではありません。いつ命を取られてもおかしくなかった強制収容所は、現代社会とあまりに違いすぎると考えるのがふつうです。しかし、過酷な環境を生き抜いた人たちの持っていた逆境を乗り越える力は、今を生きる私たちになにかを教えてくれるはずです。

戦後一人のユダヤ系学者が、彼らの持っていた「逆境を乗り越える力」を詳細に研究・分析し、まとめたのが**「首尾一貫感覚（Sense of Coherence）」**と呼ばれるものです。私は、小手先でないストレスマネジメントを身につけるには、首尾一貫感覚について知る必要があると思っています。首尾一貫感覚は、少しでも意義ある生き方をするための足掛かりにもなるでしょう。

不安を抱えている方はもちろん、心の鍛え方を知りたい方、人生により意味を持たせたい方に、ぜひ本書をお読みいただきたいと思っています。

「逆境に強い」ってどういうこと？

「逆境に強い」とは、どのようなことでしょうか？

身近な人、あるいは芸能人やスポーツ選手、歴史上の偉人などで思い浮かぶ「逆境に強い人」は誰でしょうか？

私は、ストレスマネジメントの専門家として、民間企業や行政のメンタルヘルス対策に携わっています。個人に対するカウンセリングでは、会社員や公務員、定年退職者や病気療養中の方、企業の経営者や現職の議員、ときには小中学生まで、これまで約1万人の方々の相談に乗ってきました。

カウンセリングなので、どのような立場の人であっても、悩みごとや心の状態についてお聴きします。そうすると、人はどのようなことで傷つき、悩むのかという事例が蓄積されていきます。

人が悩む理由の根本にあるものは、次の二つと考えられます。

◎なりたい自分になれない（自分自身のこと）

◎理想の状態ではない（自分を取り巻く人間関係や環境のこと）

漠然とした二つですが、これらを具体的に言うと、人間関係や能力、やりがい、老い、病気、被災、貧困などの問題となります。

このような〝壁〟が立ちはだかったとき、どう受け止め、どう対応をするかは、逆境への対応力に関係しています。

先ほど、「逆境に強い人」の人物像を質問しました。

具体的に思い浮かべた逆境に強い人物は、**大変な困難を乗り越え、それを成長の糧にできた人**ではないでしょうか。生まれながらにしてメンタル最強、一生涯なにも悩まずに生きてきたという人は、おそらくいないでしょう。もし、そう見える人がいたとしても、それは表面上のことだと思います。

人生の壁に直面したとき、傷つきながらも乗り越えて成長していける人と、壁を前に失望し続ける人がいます。私は、これまでのカウンセリングや研究から、両者の違いは**「首尾一貫感覚」の高さの違い**からきていると確信しています。逆境に強い人は、ほぼ例外なく首尾一貫感覚が高い人たちだと思います。

悲惨な環境を生き延びた人たちの驚くべき力とは?

「首尾一貫感覚」という言葉がいきなり出てきました。

この言葉を初めて聞いた方も多いと思いますが、この概念は、心理学や健康社会学領域の研究者の間では広く知られており、別名「ストレス対処力」や「健康に生きる力」などと呼ばれています。

首尾一貫感覚は大きく3つの感覚からなっていて、大雑把にまとめると次のようになります(拙著『「首尾一貫感覚」で心を強くする』小学館新書、15頁)。

◎把握可能感(だいたいわかった)——自分の置かれている状況や今後の展開を把握できると思うこと

◎処理可能感(なんとかなる)——自分に降りかかるストレスや障害に対処できると思うこと

⑧

◎有意味感（どんなことにも意味がある）――自分の人生や自身に起こることにはすべて意味があると思うこと

この首尾一貫感覚は、1970年代初頭に、医療社会学者のアーロン・アントノフスキー博士（1923〜1994）が、医学的な聞き取り調査の結果として提唱したものです。アントノフスキー博士は、第二次世界大戦時にナチスドイツの強制収容所に収容されたユダヤ人女性たちに着目しました。一生のトラウマになってもおかしくないような過酷な体験をした女性たちの中に、その後の厳しい難民生活を生き抜いたばかりか、更年期になってもなお良好な健康状態を維持し続けていた人たちがいました。博士は、そうした女性たちが共通して持っていた考え方や思考について分析し、それを「首尾一貫感覚」と名付けたのです。

首尾一貫感覚は先天的なものではなく、後天的に高められる感覚です。また、人が過剰なストレスに苛まれているときは、この3つの感覚が低くなっていることが多いと考えられます。

首尾一貫感覚を構成する3つの感覚は、それぞれがバラバラに存在しているわけではなく、互いを補完し合うように繋《つな》がっています。

たとえば、「把握可能感」が高くて「今、起きていることや将来のことはだいたい自分で把握できている」と思えることができれば、「（把握できている範囲で）なんとかなるだろう」という「処理可能感」を持つことができます。

相談できる人脈（家族・友人・上司など）やお金、権力、地位、知力など困難を乗り越えるための〝資源〟があれば、「処理可能感」を持つことができます。〝資源〟というのは、『ドラゴンクエスト』（スクウェア・エニックス）などのRPGゲームを想像するとわかりやすいでしょう。ゲームのラスト（最終目的）は、主人公（あなた）が、世界を悪の力で征服しようとする魔王（ラスボス）を倒すことです。しかし、ゲームスタート時の主人公は、魔王と戦うだけのスキル（武力だけでなく知力なども含む）はもちろん、良い武器や防具を購入するためのお金、協力してくれる仲間などが圧倒的に足りていません。

モンスターとの戦いに勝つことが経験値を高め、スキルアップになり、対価を得る

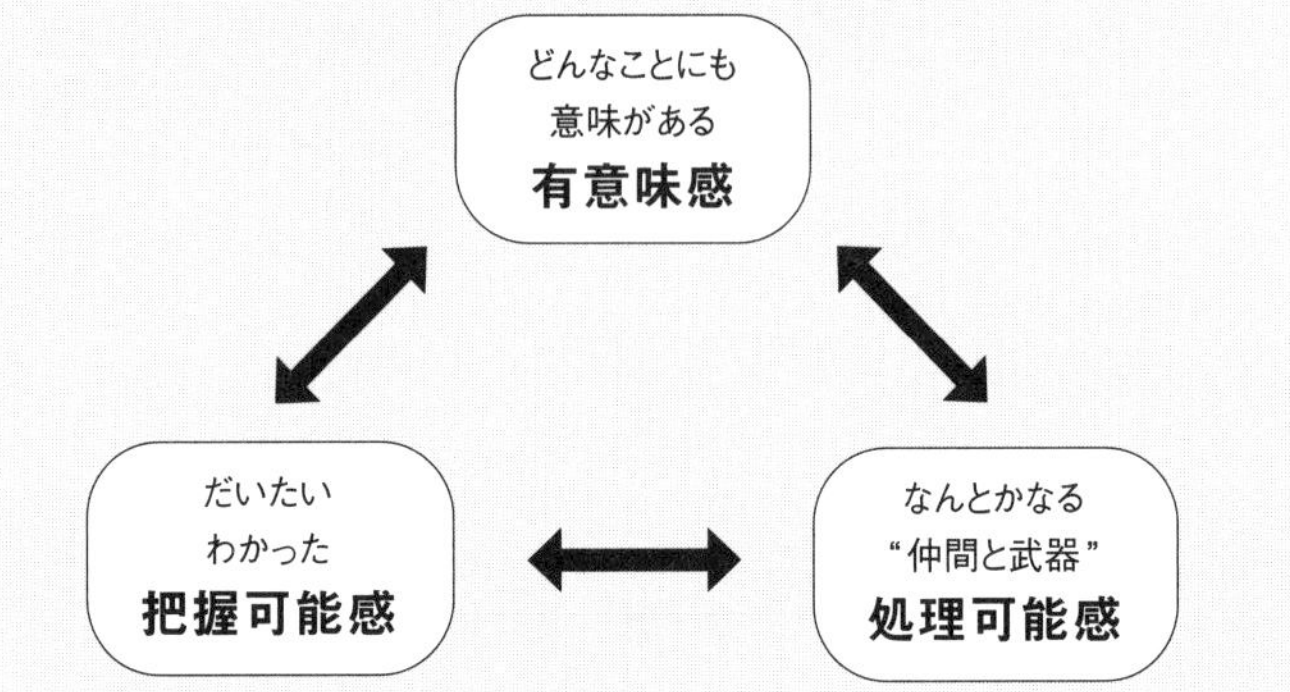

首尾一貫感覚は3つの感覚が繋がっている

ことになるので、主人公は、最初はコツコツ弱いモンスターと戦いながら経験値やお金を貯めていきます。スキルが上がってくると、主人公と一緒に戦いたいという同士(仲間)が増え、どんどん世界が広がっていきます。本書では、〝資源〟をイメージしやすいよう、(課題解決のために必要な)〝仲間と武器〟と表現することもあります。

このように〝仲間と武器〟を実際に活用することで、「把握可能感」を高めることもできます。また、「自分自身に起こる出来事はどんなことにも意味がある」という「有意味感」を生み出す価値観や考え方、アイデンティティなどは、「処理可能感」を高めるための〝武器〟にもなります。

強制収容所での過酷な体験、公害あるいは大災害などは、当事者にとっては「想定外」の出来事です。普段は「把握可能感」が高い人であっても、想定外の事態に遭遇すると、見通しのつかない未来に不安になります。もともと「処理可能感」が高い人であっても、「なんとかなる」と思える根拠が見当たらなくなるのかもしれません。そんなときにネガティブな事態を「意味があるもの」ととらえる「有意味感」を持つことができれば、前を向くことができます。私は、この有意味感が首尾一貫感覚のベースになるものだと思っています。

首尾一貫感覚について誤解してほしくないことがあります。首尾一貫感覚の高い人は、特別な境遇にある人や選ばれた人で、自分はそうはなれないと思う人がいるかもしれませんが、それは違います。先述しましたが、**首尾一貫感覚は先天的なものではなく、後天的に高められるもの**です。だからこそ、誰にとっても、それを身につけることによって、苦難に直面したときの大きな力を得ることができるのです。

『夜と霧』から学ぶ首尾一貫感覚

首尾一貫感覚が高い人とは具体的にどのような人なのか、それは伝記やノンフィクションからも読み取ることができます。

その恰好《かっこう》のテキストは、ユダヤ人強制収容所の様子を書いたヴィクトール・E・フランクル（1905〜1997）の『夜と霧』（池田香代子訳、みすず書房）です。

被収容者であったフランクル氏は、精神科医であり、また心理学者でもありました。それゆえ、被収容者たちがどのようにして精神を崩壊させていったのか、あるいは逆に、過酷な状況に対峙《たいじ》し精神を保っていたのか、心理学や精神医学の立場から分析し、後世に残すことができたのです。

首尾一貫感覚は、もともとユダヤ人強制収容所を生き抜き、その後も明るく生きた女性たちへのインタビューを契機に生み出された概念であり、アントノフスキー博士も、フランクル氏の研究から「影響を受けた」と著書に書いています（アーロン・アントノフスキー著『健康の謎を解く――ストレス対処と健康保持のメカニズム』山崎喜比古・吉井清子監訳、有信堂高文社、23頁)。

したがって、フランクル氏が心理学者として被収容者の様子を描写した内容は、首尾一貫感覚を理解するための有益なテキストだということができます。

「どんな人生にも意味がある」と説いたフランクル心理学

フランクル氏は、ウィーンに生まれ、心理学者のフロイトやアドラーに師事したこともありました。ウィーンの精神科病院で働いていましたが、1938年にドイツがオーストリアを併合すると、ユダヤ人であるフランクル氏はドイツ人を治療することを禁じられ、病院を解雇されました。そして1942年には、家族と共にユダヤ人強制収容所に連行されています。フランクル氏は、『夜と霧』の著者として広く知れ渡っていますが、**「どんな人生にも意味がある」という言葉で知られている心理療法、ロゴセラピーの創始者**でもあります。

ロゴセラピーは、「生きていることに意味があるのか」「ふつうに生活できているのにどこか虚しい」といった〝人生の意味〟への取り組みを、側面から支えます（諸富《もろとみ》祥彦《よしひこ》著『フランクル心理学入門―どんな時も人生には意味がある』角川ソフィア文庫、230頁）。日々を空虚としか思えない、感じられない人をフランクル氏は「実存的空虚の状態にある人」と言っていますが、ロゴセラピーは、実存的空虚を抱えた人が自分の内面と向き合い、自分なりの方法で「生きる意味」を見出していくプロセスを援助します。

フランクル氏の思想やロゴセラピーで重要なポイントは、**「人間は人生から問いかけられている存在」**だということです。

人生にはどんな時であれ、「なすべきこと」「実現すべき意味」がなくなることは決してない、と言います。その人のことを「必要としている誰か」、その人によって「実現されるべき何か」が必ずあって、その人によって発見されるのを「待っている」。これは、一人残らずあらゆる人に当てはまる人生の真実である。だから、どんな人のいかなる人生であれ、そこから意味がなくなることは決してない。人生からの期待が人を見放すこ

とはない、と断言するのです。(『フランクル心理学入門——どんな時も人生には意味がある』130頁)

あなたは人生からなにを問われているのか？

進学や就職、転職、リストラ、病気、離婚など、人生で重大な選択を迫られたときの判断基準は、人によってさまざまです。たとえば、私のクライアント先の職員で、長い間職場の人間関係が良くない、仕事量が多いなどの理由で、退職するかどうか悩み続けている人がいました。この職員の口癖は、「どうして自分だけこんなにうまくいかないのか……」と「私はどうしたらいいですか？」です。このような言葉（考え）は、いつの間にか考え方のクセとして固着していることが多いのですが、気づかないままでいると、この職員のように自分を追い詰めて悩み続けることになります。

なぜでしょうか。

それは、意識が自分ばかりに向いている状態だからです。

私がロゴセラピーのエッセンスを使うときは「私はどうしたらいいのか？」という問いから、「次々と起こる職場の問題を通して、私は人生からなにを問われているのか？」という問いに転換して考えてもらいます。そうすると、〝自分中心〟のものの見方から、人生全体から自分自身を見つめられるようになり、目の前の問題に対して、人生がどのような意味を与えているかがわかってきます。直面する悩みに対して、このような「意味づけ」ができるようになると、解決の方向性が見えてきます。

結果的にクライアント先のその職員は、定年退職で職場を去りました。しかし、去る間際に「私は職場でも家庭でも人間関係を軽んじていたかもしれない。退職を機にじっくり考えてみる必要がありそうだ」という言葉がありました。これは、職場の課題を人生からの問いとしてとらえ、意味づけしようとしていたと考えられます。

本当に「逆境に強くなる」ために

本書では、筆者がよく受ける相談内容をもとに、「首尾一貫感覚」と「フランクル心理学（フランクル氏の基本的な思想や彼の開発したロゴセラピーの総称）」のエッセンスを使いながら、逆境に強い心を持つにはどうしたらいいのか、一緒に考えていきます。両者の大きな共通点は、どんなに時間がかかっても、過酷な体験を人生の肥やしや糧にしようとすることです。また、トレーニングを通して、首尾一貫感覚を高める方法を身につけていきます。先ほども述べたように「首尾一貫感覚」は、後天的に高めることができるものだからです。

第1章では、首尾一貫感覚の高め方について説明し、第2章ではフランクル心理学を用いたカウンセリング事例を見ていきます。プライバシーを保護するため、実際のカウンセリング事例に適宜改変を加えています。続く第3章では『夜と霧』をテキストに首尾一貫感覚やフランクル心理学のエッセンスについて学び、第4章で首尾一貫感覚を高めるトレーニングについてご紹介し、最終章は全体のまとめとなります。

ストレスフルな時代に生きるみなさんが、前向きに生き抜いた人々が持っていた究極の「生きるヒント」を身につけ、少しでも逆境に強くなっていくことができれば幸いです。

第2章 フランクル心理学で考える「人生の意味」

第3章 『夜と霧』から学ぶ、過酷な環境で心を保つ方法

第4章 実践編 首尾一貫感覚とフランクル心理学に基づくトレーニング

最終章　「生きる意味」を考える

第1章

逆境に強い自分になる方法
——首尾一貫感覚とその高め方

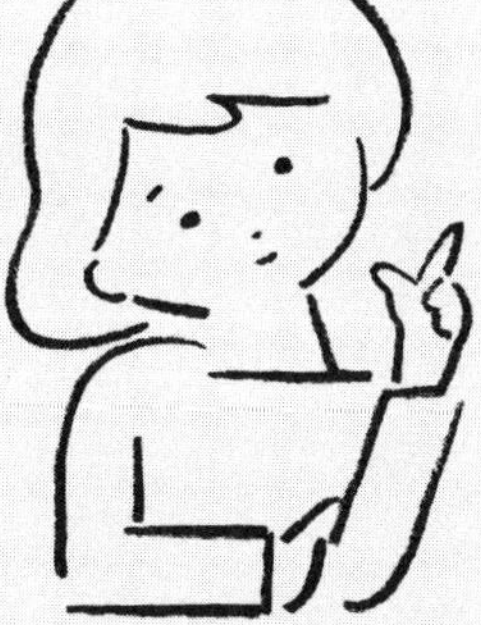

〝性格〟は変えられる

「はじめに」では、首尾一貫感覚について簡単にご説明しました。この章では、具体的なカウンセリング事例を使って、首尾一貫感覚をどのように高めていけばいいのかについて学んでいきます。実際の相談内容をもとに、首尾一貫感覚が低くなると生活や仕事にどんな影響が出るのか、首尾一貫感覚を使って困難な状況にどのように対処していけばよいのか見ていきます。首尾一貫感覚という概念で整理していくと、解決困難と思われた自分自身の置かれた状況がクリアになり、解決の方向性が見えてきます。

「はじめに」の冒頭で、「逆境に強い人はどんな人ですか?」とお聞きしました。この問いに対する答えは、みなさんの置かれている状況や立場によって変わってくると思います。受験生であれば、遊びたいという欲求に流されないで黙々と勉強できる人、会社員であれば、悩みを抱えながらでもノルマを達成できる人、闘病中の方であれば、不安に押しつぶされずに病気と闘える人や逆に病気という現実を受け入れることのできる人など、さまざまでしょう。

自分にとってストレスに感じることがあると、心や身体に不快な反応（イライラ感や胃痛、眠れないなど）が現れ、それによりパフォーマンスが下がってきたりします。このメカニズムを把握するうえで役に立つ「職業性ストレスモデル」（次頁）についてご紹介します。

職場のストレス要因（人間関係や仕事量など）が、どのような急性のストレス反応（抑うつ気分、体調がスッキリしない、欠勤など）を引き起こして、疾病（うつ病など受診が必要となる病気）に進展するかという流れを縦軸、ストレス反応に影響を与える個人的要因（年齢や性格、価値観、首尾一貫感覚など）、仕事以外の要因（家庭からの要求など）、緩衝要因（上司や同僚、家族からの支援）を横軸に表したものです。

たとえば、職場の人間関係（ストレッサー）で悩んでいる人が、適切に対処（ストレ

職業性ストレスモデル

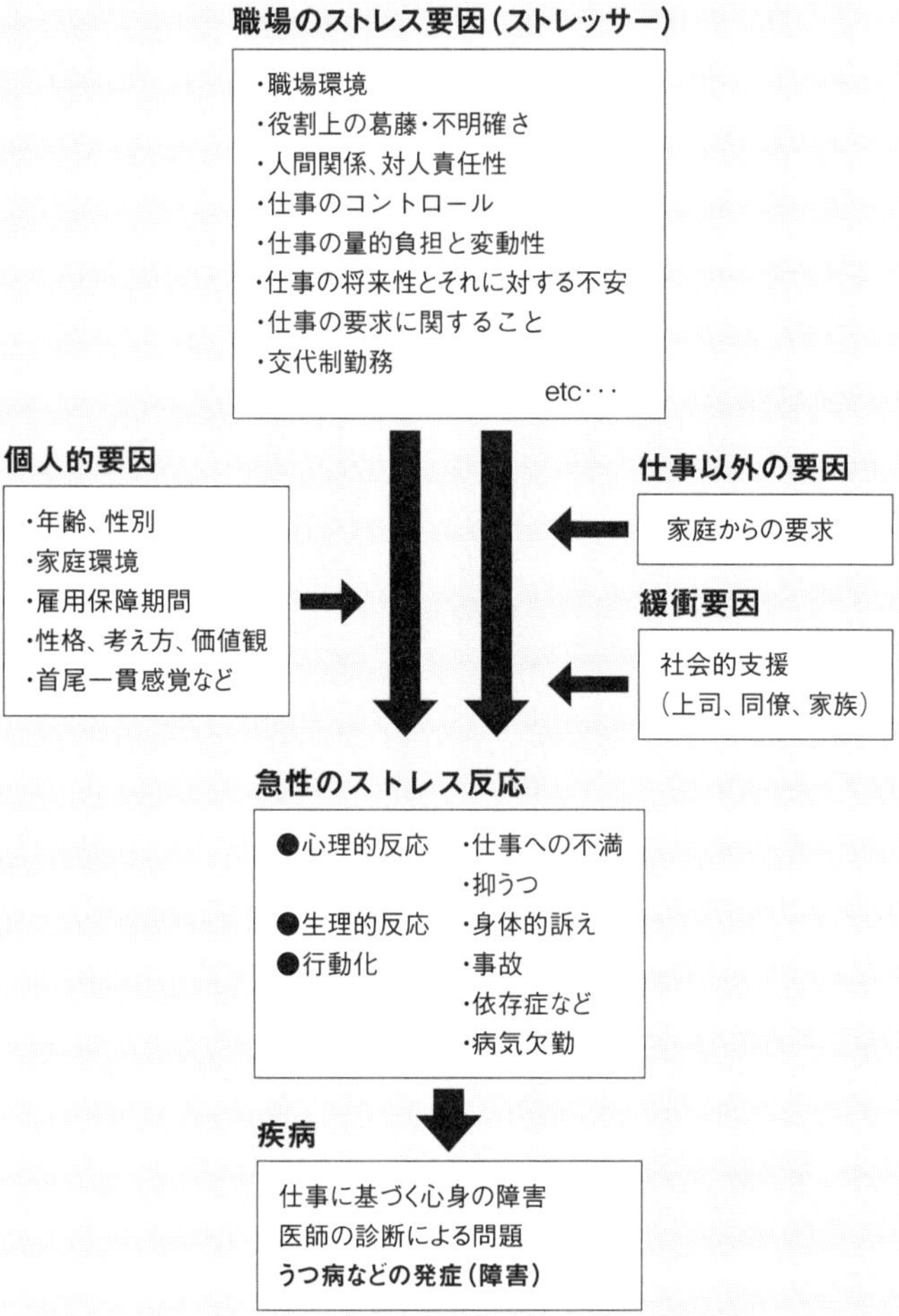

職業性ストレスモデル（東京都労働相談情報センターより一部改変）
出典：東京都労働相談情報センター「NIOSHの職業性ストレスモデル」

ス解消）できずにいると、不安感（精神面）や胃痛（身体面）、欠勤（行動面）などのストレス反応が現れます。さらに、悩みを解決できない状態が続くと、うつ病などの疾病に繋がる危険が出てきます。

しかし、同じ環境下にいても個人的要因（年齢や性格、価値観など）により、ストレッサーによるダメージやストレス反応の程度が変わります。特に〝性格〟はストレス反応に大きな影響を与えます。この〝性格〟に関係しているのが、首尾一貫感覚（ストレス対処力）やフランクル心理学です。

本書では〝性格〟を、生まれ持った先天的なものというより、出来事に対するとらえ方、習慣によって培われた考え方や価値観など、後天的な要素を指して使うことが多くあります。そのような意味で使うときは、〝性格〟は変えられると考えています。

以上のことを踏まえて、実際のカウンセリングをもとに、どのようにして首尾一貫感覚を高めていけばいいのかを見ていきましょう。

ステップ1：3つの感覚を使って、悩みごとを整理してみよう

――Q：仕事のことが頭から離れず、心休まるときがない（Aさん：女性30代前半）

毎日会社で嫌なことばかり起き、仕事が終わったあとも、それが頭から離れません。他の人に相談したところ「気にしすぎだよ」と軽く流されてしまいました。帰宅後も休日も、仕事や職場の不安でいっぱいになることが多く、心が休まるときがありません。これからのことを考えると、暗い気持ちになってしまいます。どうしたら、もう少し安定した心を持てるのでしょうか。

――A：3つの感覚を使って、悩みごとを整理しよう

嫌な出来事がいつも頭から離れないというAさんは、気持ちが休まらず心身ともに疲弊している状態でした。先ほどみなさんに見ていただいた職業性ストレスモデルでいう「精神面のストレス反応」が出ている状態です。Aさんはなぜこのような状態になってしまったのでしょうか……？

一番大きな原因は、Aさんが〝今〟に集中できておらず、本来の自分を見失っていることです。過去を悔やんだり、良い未来を描けず不安になっていたり、〝今〟ではなく過去や未来に支配され、人生の時間軸の中で今いかにあるべきかが摑《つか》めていない状態です。

こういうときは、自分の置かれている環境を客観的に把握できていないことが多いです。まずは、自分を取り巻く環境について、整理することから始めます。

「首尾一貫感覚」をツールにして、環境を整理してみましょう。

「はじめに」で簡単にご紹介した首尾一貫感覚を、念のためここで再掲しておきます。

◎把握可能感（だいたいわかった）――自分の置かれている状況や今後の展開を把握できると思うこと

◎処理可能感（なんとかなる）――自分に降りかかるストレスや障害に対処できると思うこと

◎有意味感（どんなことにも意味がある）――自分の人生や自身に起こることにはすべて

意味があると思うこと

カウンセリングでお話を聞いていくと、この3つの感覚のうち、どの感覚が低い状態なのかが見えてくるものです。

Aさんの悩みごとを整理し、3つの感覚を意識した質問を投げかけると、次のような回答が得られました。

――Aさんの悩みごと

毎日、会社で嫌なことがあり、そのことが頭から離れないため、心が休まらない。

他の人に相談しても真剣に聞いてもらえている感じがせず、今後のことが不安で仕方ない。

――把握可能感（だいたいわかった）に関する質問

このような不安な状態はいつまで続くと思いますか？

あなたを苦しめている毎日起こる〝嫌なこと〟の正体は、具体的になんですか？

——Aさんの回答

ペアを組んでいる先輩の指示が、気分によってコロコロ変わるんです。先輩の機嫌が悪いと、指示通りに作成した資料を持っていってもやり直しを命じられ、理由を聞いても「忙しいから自分で考えて」と言われます。そのせいで、いつも先輩の顔色を窺《うかが》っています。先輩と同じチームでいる限り、この状態は続くと思います。

——処理可能感（なんとかなる）に関する質問

続いて、処理可能感に関する質問をしてみました。

今のあなたには、どんな助け（人、情報など）が必要ですか？
あなたを助けてくれそうな人や情報は見当たりますか？

——Aさんの回答

先輩に意見してくれる人に相談がしたいです。そして仕事のことを考えない時間がほしいです……。

――有意味感（どんなことにも意味がある）に関する質問

最後に有意味感に関する質問です。

あなたが抱えている問題や課題と向き合うことに、意味や価値を感じますか？

どんな状態の自分でありたいですか？

――Aさんの回答

正直、先輩の顔色を窺いながら仕事をすることに意味を見出すことはできません。仕事の仕方を改善し、能力を伸ばしながら成長していけるような環境に身を置きたいです。

以上がAさんへの質問とそれに対するAさんの回答です。

3つの感覚を使って悩みごとを整理することで、問題点と改善点が少し見えてきましたね。

Aさんの状態は、次のような理由から3つの感覚のすべてが低い状態であることがわかります。

◎把握可能感が低い理由

Aさんの先輩は、指示が（機嫌によって）変わることから、Aさんはなにを基準にして仕事をしていいかわからず仕事の全体像が見えません。

◎処理可能感が低い理由

周囲に相談しても、いまだ解決に至っていないためです。また、Aさんにはセルフケアに関する情報が不足しています。

◎有意味感が低い理由

今の環境では成長できないためです。

以上を踏まえて、Aさんはどのように対処すればいいのでしょうか？

整理をするとどう行動すればいいのか見えてくる

次に、**自分が置かれている環境を、3つの感覚を使って客観的に整理**し、今後のことを考えます。

Aさんのように3つの感覚のすべてが低く、心身ともに疲弊している場合は、八方塞がりのような感覚に陥り、思考が悪循環して堂々巡りとなっています。こういうときは、有意味感についてじっくりと考えたうえで、なんらかの行動を起こす必要があります。

しかし、**健全に物事を考えるためには休養が必要です。自分を取り巻く環境や自身の気持ちをある程度まで整理したら、まず無理にでも〝休養〟をとります。**なかでも睡眠が重要なので、時間を取って睡眠時間に充ててみてください。たとえうまく眠れなくても、横になって目をつぶり、余計な刺激を頭に入れないだけでも身体には休息になっているものです。〝眠れない〟ことがどうしても気になり、そのこと自体がストレスになるようなときは、専門医の力を借りましょう。

身体が楽になってきたら、3つの感覚をもとに今後のことを考えます。そのときのポイントは、**自分が目指す姿や仕事などを考え（把握可能感）、それを得るために必要な資源を知り（処理可能感）、具体的にどのような行動を起こせばいいのか（上司に相談するなど）を整理し、今の課題に向き合うことにどのような意味や価値があると思えるか（有意味感）**ということです。

みなさんもAさんのケースを参考に、ご自身の悩みを整理してみましょう。

ポイント

ストレスに感じる出来事があったら、自分自身に対して次の質問をして整理してみましょう

◎把握可能感（だいたいわかった）に関する質問

その出来事について解決の見通しはどの程度立っていますか？
把握していること、していないことを区別していますか？

◎処理可能感（なんとかなる）に関する質問
課題解決のためにどのような助け（資源：人や情報など）が必要ですか？
あなたを助けてくれそうな人や情報は見当たりますか？

◎有意味感（どんなことにも意味がある）に関する質問
あなたが抱えている問題や課題と向き合うことについて、どのような意味や価値を感じますか？
どんな状態の自分でありたいですか？

ここからは、首尾一貫感覚の「3つの感覚」それぞれに焦点を当てながら、説明していきます。

ステップ2：把握可能感（だいたいわかった）を高めよう

次はBさんのカウンセリング事例を参考にします。

――Q：人前に立つと極度に緊張し、「恐怖」を感じてしまう（Bさん：男性30代後半）

私は、以前は経理の仕事をしていました。主な仕事はデータ入力や報告書作成など一人でできる作業で、私の性《しょう》に合っており、上司を含め周囲からも評価されていました。しかし、経理部門がアウトソーシングされることになり、企画営業部に異動になったことで状況が変わりました。

弊社では、毎週月曜日に企画営業部全体の会議が行われ、私はそこで毎回進捗状況を発表することになっています。ときには冗談が飛び交う和やかな雰囲気の会議なのですが、私にとっては自分が発表する時間が地獄の苦しみです。高校時代にみんなの前で発表をしたときに間違えてしまい、教師から「そんな簡単なことがわからないの」と言われて以来、人前で話すことが〝恐怖〟になっているのです。その傾向は社会人になってからさらに顕著になり、会社でもなるべく人前で話さなくて済むポジションを希望してきました。

人前に立つと誰でも多少の緊張感はありますが、私の場合は「あがる」を超えて、頭が真っ白になり、大量の汗をかいてしまいます。この様子を見た上司は、「そのうち慣れてくるから頑張ってね」と励ましてくれますが、上司をはじめ会議の参加者は私の発表を心の中では笑っていることでしょう。

私は慣れるどころか、会議を重ねるごとに緊張感が強くなり、会議の日が近くなると腹痛を起こすようになりました。こんな弱い自分が情けないです。どうしたらいいでしょうか。


――A：完璧主義をやめ、「こんなものか」という体験を重ねよう

Bさんは異動先の部署では人前で発表する機会が毎週あり、非常に苦痛に感じています。会議の日が近づくと腹痛が起こるとのことで、すでにストレス反応が身体に出ている状態で心配です。Bさんはそんな自分を情けないと思い、これからどうしたらいいか悩んでいますが、まずはご自身の状態をよく理解したうえで対応を考えていく

ことが大切です。

Bさんに心身の状態を伺うと、〝社交不安症〟の傾向がありました。社交不安症は、「自分は他人から愚かだと思われている」というように、他者からの評価が極端に気になり、身近でない人にかかわることに強い不安を感じる病気です。単に〝あがる〟こととは明確に異なり、原因は体質や育ってきた環境などさまざまです。Bさんの場合は高校時代の発表の失敗以来、人前で話すことが〝恐怖〟になっていることが原因だと思われます。

社交不安症の傾向を持つ人が恐怖を感じる場面はさまざまです。人前で話すのが怖いスピーチ恐怖、オフィスで電話に出られない電話恐怖などがあります。いずれも根っこには「失敗したらどうしよう」というネガティブな思い込みがありますが、首尾一貫感覚にあてはめて考えると「把握可能感」が極端に低い状態だともいえます。

「自分はだいたい把握している」という楽観的な感覚を持つ

首尾一貫感覚を提唱したアントノフスキー博士は、「把握可能感」の高い人を次のように説明しています。

把握可能感が高い人は、将来出会うことになる刺激が予測できるものと考えている。少なくとも、たとえそれらが突然にあらわれたとしても、秩序だった説明がつくものと考えている。注意すべきは、その刺激が望ましいものかどうかについては問題ではないことだ。死、戦争、失敗は起こりうる。しかし、把握可能感の高い人は、それらの意味を理解することができる（『健康の謎を解く──ストレス対処と健康保持のメカニズム』21頁※原文は横書きにつき、句読点はいずれもコンマとピリオド）

Bさんは、会議で発表する前は「失敗したらどうしよう」という不安に飲み込まれていて、発表中も頭が真っ白になっています。「失敗したら終わり」という考えに支配され、把握可能感が低くなり、目の前が真っ暗になって未来が見えなくなっています。

このような場合に把握可能感を高めるには、想定問答を作るなど準備を万全にして発表に臨む、上司が言ったように何度も経験して慣れる、という方法があります。それでも、「失敗したら終わり」という思考から離れられない場合は、綿密に作った想定問答通りにいかずパニックになったり、誰かに指摘されて自信を喪失したりするなど、悪循環に陥るケースがあります。

したがってまずやるべきことは、〝**完璧主義**〟の考え方が自分に染みついていると**自覚すること**です。そのうえで、**自分は最低限なにを求められているのかを考え、100点満点を目指さないこと**です。完璧を目指すから〝失敗したら終わり〟という発想になり、本来必要なことさえ把握できなくなるのです。一人の人間が把握できる範囲など、所詮は限られています。**「自分はだいたい把握している」という楽観的な感覚**を持ち、「こんなものか」という体験を積み重ねましょう。

完璧主義の人は、他者から認めてもらうこと、間違いを指摘されないことが「正解」だと考える傾向があります。そういう人は、他人が100%完璧だと思ってくれないと、成功体験としてとらえられません。まずは、自分で小さな目標を設定し、自分で自分を認めていく経験を増やす必要があります。たとえば、最初は「とりあえず会議に参加して発言する」「少しゆっくりとした口調で話す」といったレベルで目標を設定します。それが達成できたなら、うまくいった要因はなんだったのかを覚えておき、メモをしておくといいでしょう。

ポイント

把握可能感を高めるには……

◎完璧主義が自分に染みついていると自覚する
◎自分はだいたい把握しているという楽観的な感覚を持つ
◎小さな目標を設定し、自分を認める経験を増やす

ステップ3：処理可能感（なんとかなる）を高めよう

続いて、処理可能感が低くなっているCさんの事例です。

——Q：職場の先輩からのいじりやアイディアの盗用で困っている（Cさん：女性20代前半）

異動先の部署には偶然にも、大学時代に同じサークルで苦手だった先輩（男性20代後半）がいて、ペアを組むことになりました。先輩は、軽い〝冗談〟を言っては周りを笑わせ、話の中心になるタイプです。軽い冗談といっても、先輩の場合は〝いじりやすい〟人をターゲットにして、デリカシーのない言葉で周りを笑わせるという類いのものです。おとなしい性格の私は学生時代によくターゲットにされ、地方から出てきた私の方言をみんなの前で真似られたりしました。

異動したあと、先輩からの〝いじり〟が何年かぶりに始まりました。懇親会や打ち合わせの席で、「Cは、昔はあか抜けない感じだったけど、これでもかなり洗練されてきた」と他部署の人に紹介したり、大学時代のエピソードを〝盛って〟面白おかしく話したり、ときには大学時代に私が先輩に片思いをしていたという作り話をしていることもありました。もちろん私が先輩に対してそのような感情を持ったことは一度もありません。先輩が私をそのような〝キャラ〟に仕立て上げるため、仕事がやりにくくなっています。同僚に相談すると、先輩と私の関係は、面倒見のいいリーダーが昔なじみの後輩を可愛がってフォローしているという構図になっていて、周りからは愛ある〝いじり〟に見えたそうです。

しかし、もっと困っているのは、私がまとめた企画やアイディアを先輩に話すと、「この企画は俺がブラッシュアップしておくから任せておけ」などと言って持っていってしまうことです。その企画は、しばらくすると少しだけアレンジされて、先輩がメインで考えた企画として会議に出てきます。上司が「この企画は面白い」などと言って先輩を褒めると、私は複雑な心境になりますが、なにも言えずにいます。そんなとき先輩は、「俺に任せておけば間違いないだろう」みたいなことを言ってきたり、上司に褒められたときに目配せをしてきたりします。悪気があるのかどうか、私にはわかりません。

今は自分の運のなさにガックリきているところで、転職まで考えています。

――A：コミュニケーションテクニックを武器にしよう

Cさんは大学時代のサークルで苦手だった先輩と職場で一緒になったことで、不快な思いをすることが多く、仕事をやりにくいと感じているようです。〝運がない〟と思ってしまうのも無理はないと思いますが、どんな職場でも先輩のようなタイプの人は一人くらいいたりするものです。苦手な人が出現する度に環境を変えたりしていると、とても大きな負担になります。これを機に、苦手意識がある人にどのように対応すればいいのか、考えたほうがいいでしょう。

Cさんは首尾一貫感覚が全般的に低い状態にあるようでした。先輩の目的や悪気の有無がわからず、相手の考えや今後の展開が見えない、自分はどう対応すればいいかわからないというのは、「把握可能感」が低い状態です。

同僚に相談しても共感してもらえず、運が悪かったというあきらめの気持ちがあり、もはや打つ手がないと思っているのは、「処理可能感」が低い状態です。また、自分で考えたはずの企画が先輩の手柄になり、先輩だけが評価される違和感から「有意味感」が低下しています。

私は、Cさんは、3つの感覚のなかで特に**「処理可能感」が低い状態になっており、この部分を強化することで根本的な問題解決に近づくことができる**と考えました。

では、具体的に処理可能感をどのように強化していけばいいのでしょうか。

「Iメッセージ」で気持ちを伝える

まずは、先輩の言動から心理メカニズムを推測します。

先輩は〝いじり〟が多いようです。それを得意とするお笑い芸人も確かにいますが、現実の社会では〝いじめ〟と紙一重になることがあり注意が必要です。その境界線は、ハラスメントと似ていて、相手が嫌がったり傷ついたりしているかどうかです。

先輩には、Cさんを傷つけている自覚はなさそうですが、もしそうであれば「これを言ったら相手は傷つくだろう」という想像力が欠如しています。Cさんが自分に恋愛感情を持っていたという話をするというのは、その証拠です。企画についても、先輩が狡猾《こうかつ》さゆえに自分の〝手柄〟にしているというよりは、デリカシーのなさによるものとも考えられます。いずれにしても、Cさん自身は傷ついているので、いじめやハラスメントととらえられても無理はありません。

相手の気持ちを想像できない無神経なタイプには、どう対応すればいいのでしょうか。

Cさんが**コミュニケーションのテクニックを学び、それを資源（武器）にすることで、処理可能感を高める**のが一つの方法です。

Cさんは、「先輩の言葉によって傷ついていること」「自分の企画を持っていかないでほしいこと」を、まずは先輩本人に伝えるべきです。その際に気を付けることは、**オブラートに包んだ言い方ではなく、伝えるべきことは伝え、かつ先輩を不快にさせない**ことです。これはかなりの高等テクニックだと思われるかもしれませんが、一つの方法として、**「私は」を主語にするI（アイ）メッセージ**があります。

「（あなたの）その言い方はキツイです」「それは（あなたが）考えた企画ではないです

よね」と言うと、相手は自分が責められたように感じます。なぜなら、それらの言葉は、「あなた」という主語が隠れているYOUメッセージだからです。Iメッセージを使うと「(私は)冗談と受け取れなくて傷ついているんです」「(私は)ずっと温めてきたこの企画を最後まで担当したいです」となります。表情や声色なども言葉の内容に一致させると、より効果的です。

そこまで自分の気持ちを伝えても先輩がまったく変わらないようであれば、上司に相談すべきでしょう。

ポイント

処理可能感を高めるには……

◎コミュニケーションテクニックを学び、それを資源(武器)にする

◎オブラートに包んだ言い方ではなく、伝えるべきことは伝え、かつ相手を不快にさせない

◎「私」を主語にしたIーメッセージを意識する

ステップ4：有意味感（どんなことにも意味がある）を高めよう

続いて、Dさんのケースをもとに有意味感の高め方について見ていきましょう。

──Q：上司を信じて頑張ってきたのに、認められず、働きがいが見出せない（Dさん：男性40代半ば）

私は、美容師資格を持っていて、某有名へアサロンで店長として働いていましたが、一年ほど前にオープンしたばかりのサロンに店長として転職しました。美容師仲間からは「（有名サロンから移るなんて）もったいない」と言われましたが、転職したのは、オーナー（男性40代後半）の情熱と人柄、〝スタッフ全員が主役の助け合うチーム。全国展開の夢に向けて挑戦しよう〟というスローガンに共感したからです。オーナーが掲げる夢の実現を手伝いながら、自分自身も成長していく機会を得たいと思いました。

こういう思いで転職したので、私は業界特有の業務量の多さや拘束時間の長さは、最初は苦になりませんでした。オープンしたての頃は、オーナーもサロンによく顔を出しては私や他のスタッフに労《ねぎら》いや感謝の言葉をかけてくれ、スタッフ全員で一丸となって新しいサロンを創り上げていく気持ちに溢《あふ》れていました。

みんなで頑張った甲斐《かい》もあり、サロンはオープン半年ほどで軌道に乗り、オーナーは他にも店舗をオープンさせていきました。しかし、規模が拡大するにつれ、オーナーがサロンに顔を出す機会も少なくなり、スタッフの業務量は増え、サービス残業が横行していきました。ついには退職者も出始めたので、人員を増やしてほしいこと、たまにはオーナーも店舗に顔を出してスタッフに声をかけてほしいことなどを幾度となく伝えましたが、「余計な口出しはしないで今まで通りやってればいい」という反応でした。そんなときでも私は、「オーナーは今が大事な時期で、必死になっているから周りが見えなくなっているだけだ」と考え、乗り切っていました。

しかし、あるときスタッフの一人が新型コロナに罹患《りかん》したことがきっかけで、オーナーの本心を垣間見ることになりました。できる限りのコロナ対策をしていても、不可抗力で感染したり、濃厚接触者になったりすることはあります。コロナ感染者が出たことを電話でオーナーに伝えたところ、「どうしてくれるんだ、サロンをつぶす気か！　Dの管理が悪いからだ」と怒鳴られ、「店長なんて代わりはいくらでもいるんだからな」という捨て台詞を吐かれて電話を切られました。

私は今、オーナーについていっていいものか、このサロンで自分は働きがいを見出して成長できるのか疑問に思い始めています。私が一番傷ついているのは「店長の代わりはいくらでもいる」と言われたことで、今でも頻繁にその言葉が頭の中に蘇《よみがえ》ってきます。オーナーの掲げたスローガンも嘘《うそ》っぽく思え、仕事のモチベーションが上がらない状態です。

――A：「チームに貢献できた」という充足感が働きがいに通じる

オーナーのスローガンに共感して新たなスタートを切ったDさんですが、事業が拡大していく一方でサービス残業が横行するような状況に、店長として心を痛めたことでしょう。それでもオーナーを信じて頑張ってきたのに、「Dの代わりはいくらでもいる」という言葉に傷つき、オーナーについていっていいのかわからなくなり、今の会社に働きがいを見出せなくなったようです。

まずは、現在のDさんの状況や気持ちを整理していきましょう。Dさんがもっとも傷ついた言葉は、今回の相談の重要なポイントになります。自分にとって不快な言葉から逃げず、きちんと向き合うことはとてもエネルギーがいることですが、真の問題解決には必要なことです。

Dさんの今の状況を首尾一貫感覚で掘り下げていくと、「自分自身に起こる出来事はどんなことにも意味がある」という「有意味感」が低い状態といえます。「有意味感」の学術的な説明は、「自分が直面する問題の解決に向けた努力や苦労のしがいも含め、やりがいや生きる意味を感じられる感覚」「目の前の問題を挑戦と見なせる感覚」となります（山崎喜比古監修・戸ヶ先里泰典編集『健康生成力SOCと人生・社会―全国代表サンプル調査と分析』有信堂高文社、7頁）。

もともと有名サロンで店長として働いていたDさんでしたが、オープンしたばかりの無名サロン店長への転職を決めたのは、オーナーの人柄やスローガンに共感したからでした。アントノフスキー博士は、有意味感を動機づけの要素とみなしています。Dさんは、オーナーと一緒に仕事をすることが自身の成長に繋がると信じ、そのことが強い有意味感となり、転職の動機づけになりました。忙しく拘束時間が長い職場でも、オーナーから声をかけられることなどで、有意味感を保ちながら頑張っていたといえます。

しかし、オーナーの「代わりはいくらでもいる」という言葉は、Dさんの存在意義を否定し、有意味感を低下させるに十分でした。組織のトップの言動は、働くモチベーションに大きく影響するものです。

組織で働く人を対象とした筆者の調査では、**「組織（トップや上司）から大切にされている」と思えない人は、仕事に意味を見出せず、「仕事は大変だったが、自分は成長できた」というような〝帳尻合わせ〟ができなくなります。**自分が大切にされない環境は、ストレスが増すばかりで、仕事のためのモチベーションが保てず、成長の機会も得られないからです。

「結果形成への参加」が有意味感を高める

Dさんは、自分の意見や提案をまったく聞き入れてもらえない組織では、自身の成長は望めないと思ったそうです。

産業心理学で有名なＪＤＣモデル（Job Demands-Control Model）によると、仕事の要求度（事業主から求められる仕事の量や質）と裁量度（どの程度、任せてもらえるか）で、ストレスの度合いは変わってきます。仕事の要求度が高く、かつ裁量度が少ない職場は、ストレスが高くパフォーマンスが低い〝高ストレイン群〟（ストレスを感じやすい集団）と呼ばれています。Ｄさんの職場は、高ストレイン群の典型だったように思われます。

では、高ストレイン群の職場で働き、有意味感が低くなっているＤさんの場合、どのような対応が必要でしょうか。

アントノフスキー博士は、**「結果形成への参加」が有意味感を高める**と述べています。**「自分の言動が結果に影響を与えている」「チームに貢献できた」という充足感があれば、自分自身の存在意義を実感することができる**ということです。「結果形成への参加」が叶《かな》わないのは、Ｄさんの仕事をしていくうえでの裁量度が低かったからです。

Dさんの場合は、あらためて求める「結果」つまり「目標」について考えていく必要がありました。

Dさんが転職したのは、「いずれ全国展開するというオーナーの夢を手伝いながら成長していく機会を得たい」と考えたからです。オーナーの夢と自分の成長の両方が入っているこの「目標」は、両者が共鳴できているときは理想的な形ですが、状況はいずれ変わってしまいます。

尊敬する人や組織に貢献することが自身の喜びであるというのは、素晴らしいことであると同時に、いつの間にかアイデンティティを失う可能性もある諸刃の剣《つるぎ》です。

Dさんには、オーナーのことは横に置き、**自分自身が主人公である人生の物語**を考えてもらう必要があります。〝スタッフ全員が主役の助け合うチーム。全国展開の夢に向けて挑戦しよう〟というスローガンの具体的な中身はなんだったのか、その中での自分の役割、成長はなんだったのか、その夢は今の職場でしか叶えられないものなのか、などについて考えてもらうことになりました。

Dさんに自身の目標について考えてもらうなかで、筆者の「今直面している問題と向き合うことに、意味や価値があると思えますか？」という有意味感の質問に対し、Dさんは次のように答えていました。

「苦しいけれど、今この問題と向き合うこと自体に、長い目で見て大きな意味があることがわかりました。今の環境で自分ができることを精一杯やって、その経験を糧に、自分が手綱を握れるような立場になったとき、周囲を幸せにしていける職場を作れたらと思っています」

仕事に意味を見出せなくなった場合、自分でコントロールできる部分とそうでない部分に分けて整理するとなにかが見えてくることがあります。コントロールできる部分にフォーカスし、その中で自分に可能な人生物語を考え、意味を問うてみてください。そういう視点を持てば、キャリアチェンジや退職をしたことが一見失敗に思えるような場合でも、より良い未来が開けることでしょう。

ポイント

有意味感を高めるには……

◎「結果形成への参加」を意識する

◎他者ではなく、自分自身が主役の人生物語を考える
◎自分でコントロールできる部分とそうでない部分に分けて整理する

第2章

フランクル心理学で考える「人生の意味」

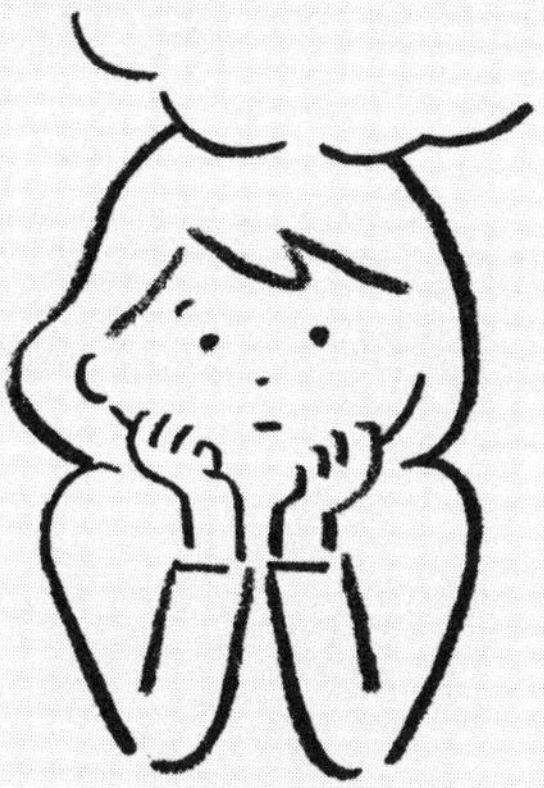

うまくいっているのに、なぜ人は虚しくなるのか

第1章では、仕事上の悩みを抱える人の事例を参考に、問題を首尾一貫感覚で掘り下げて整理することや、それぞれの感覚の高め方などについてご紹介しました。

職場や学校、家庭で問題に直面したことを機に、人生そのものへの問いを持つにいたる人は少なくありません。職場の人間関係がうまくいかない、サービス残業が多い、仕事と介護の両立が難しい等の悩みがあって、それが表面的には解決したにもかかわらず、どこか人生そのものに「虚しさ」を感じてしまい、その後の生き方について悩む人が多くいます。

一方で、深刻に悩むほどの問題を抱えていない人や、仕事や家庭がとても順調に見えるような人であっても、どこか心に虚しさを感じ、根源的な悩みを持っていることがあります。「自分の人生は一体なんのためにあるのだろう……」「裕福で家庭もうまくいっているはずなのに充足感を感じられない毎日だ……」といった悩みがそれです。

この章では『夜と霧』の著者として有名なフランクル氏が確立した「ロゴセラピー」という心理療法を中心に〝人生の意味〟（＝〝生きる意味〟）について考えていきたいと思います。

〝意味〟を中心とする療法がもたらすもの

「ロゴセラピー」とは一体なんのことでしょうか？

『ロゴセラピーのエッセンス―18の基本概念』（ヴィクトール・フランクル著、赤坂桃子訳、本多奈美・草野智洋解説、新教出版社、15頁）では、ロゴセラピーは、未来に目を向ける療法、つまり患者（ここでは医師としての説明になるため患者という表記になっています）を将来待ち受けているであろう意味の可能性に着目するものだ、とされています。ロゴセラピーは〝意味〟を中心とする心理療法なので、ギリシャ語で意味を指す「ロゴス」からロゴセラピーと命名されているわけです。

心理療法というと、実践的なカウンセリング技法を思い浮かべる方が多いと思いますし、私もその一人でした。しかし、フランクル氏の著書に圧倒的に多く書かれているのは、人間としての在り方や本質をテーマとした人間学や哲学についてです。そのため、ロゴセラピーに関心のある臨床家でも、ロゴセラピーの実践方法がわからないという人が多いのです（『ロゴセラピーのエッセンス—18の基本概念』131頁）。

ロゴセラピーを行うこと、ロゴセラピーを生きること

専門家であっても、ロゴセラピーについて理解することは難しいのですが、私自身は『ロゴセラピーのエッセンス—18の基本概念』にあった草野氏の解説が腑《ふ》に落ちたので、ご紹介します（同書131〜133頁）。

草野氏は、**「ロゴセラピーを行う」ことと「ロゴセラピーを生きる」ことの二つを区別することが必要**だと言っています。

「ロゴセラピーを行う」とは、セラピストがクライアントに対して心理療法としてのロゴセラピーを実施することです。しかし、同氏によると、フランクル氏の著書には

ロゴセラピーの「ハウツー」（方法）は書かれておらず、「ロゴセラピーにハウツーは存在しない」というほうが正しいかもしれないということです。

また、**「ロゴセラピーを生きる」とは、ロゴセラピーの世界観と人間観に基づき、自らの人生に意味を見出して生きていく、**ということです。

実際、草野氏がエリザベート・ルーカス博士（フランクル氏の一番弟子として世界的に有名なロゴセラピスト）の元でロゴセラピストとなった勝田茅生講師のロゴセラピーゼミナールに参加して言われたのは、**「ロゴセラピーをテクニックのように使おうとするのではなく、セラピスト自身がロゴセラピーを生きることが何よりも大切です」**ということでした。これは、私がロゴセラピーについて理解するうえで、たいへん参考になった言葉です。

では、「ロゴセラピーを生きる」にはどうすればいいのでしょうか。それは、『ロゴセラピーのエッセンス―18の基本概念』にも書いてありますが、他の多くのフランクル氏の著書にも詳しく書かれています。

本章では「ロゴセラピーを生きる」ために役立つ考え方や思考を総称して「フランクル心理学」と呼び、フランクル心理学に基づく生き方とはどのようなものか、カウンセリング事例をもとに考えていきたいと思います。

人生に意味を求めるのではなく
「人生は私になにを期待しているのか」を問う

フランクル心理学の重要なポイントの一つは、**「人間は人生から問いかけられている存在」**だということです。この点についてフランクル氏は、著書『それでも人生にイエスと言う』（山田邦男・松田美佳訳、春秋社）の中で、次のような事例を用いながら説明しています。

あるとき、生きることに疲れた二人の男女がフランクル氏の前に座り、声をそろえて「自分の人生には意味がない、人生にもうなにも期待できないから」と言いました。しかし、フランクル氏には、**二人には期待するものがなにもなくても、二人を待っているものがある**ことがわかりました。男性を待っていたのは、未完のままになっている学問上の著作で、女性を待っていたのは、連絡のとれない外国で暮らし、ひたすら母親を待ちこがれていた彼女の子どもでした（『それでも人生にイエスと言う』26頁から一部修正）。

フランクル氏は、この事例について次のように解説しています。

> そこで大切だったのは、カントにならっていうと「コペルニクス的」ともいえる転換を遂行することでした。それは、**ものごとの考えかたを一八〇度転換することです。**その転換を遂行してからはもう、**「私は人生にまだなにを期待できるか」と問うことはありません。**いまではもう、**「人生は私になにを期待しているか」と問うだけです。人生のどのような仕事が私を待っているか**と問うだけなのです。（『それでも人生にイエスと言う』26〜27頁、太字強調は著者による、注釈略）

フランクル氏は、**人生こそが問いを出し私たちに問いを提起している、私たち人間は問われている**存在であると述べているのです。

ポイント

フランクルの言葉
◎「人生こそが私たちに問いを提起している」
◎「人生のどのような仕事が私を待っているか」
◎「人生は私になにを期待しているのか」

「勝ち組」なのに……虚しくなるのはなぜ？

人生こそが私たちに問いかけている……と言われても、ピンとこない方が多いかもしれません。具体的な悩みを参考に、どういうことなのか考えていきましょう。

――Eさん（男性30代前半）のケース

比較的裕福な家庭で育ち、勉強もスポーツも恵まれた環境の中で取り組んできました。留学経験もあり、語学力を活かして有名企業に就職し現在に至っています。年収は、同世代と比べて高く、職場でも評価されていると思います。結婚を前提にお付き合いしている女性もいて、自分の人生になにか特別な不満があるわけではありません。しかし、起業をして自分より稼いでいる友人の話、拠点を海外に移しSNSでプール付きの自宅を公開しているような人たちを見ると、心がザワザワしてきます。意味がないとわかりつつも、つい彼らと自分を比べてしまうのです。

一般的に見れば私の人生は勝ち組の部類に入ると思いますが、最近なぜか人生そのものが虚しくなり、自分はこのままでいいのだろうかと苦悶《くもん》しています。

Eさんは、自分の人生に大きな不満があるわけではないにもかかわらず、他人と自分を比べ始め、自分の人生を虚しく思うようになったようです。

人は誰でも、生きがいのある人生（生活）を送りたいという欲求を持ち、この欲求を満たそうと日々闘っています。しかし、フランクル氏は、私たち現代人の多くは、意味への欲求不満に陥っていると言っています（『フランクル心理学入門―どんな時も人生には意味がある』96〜98頁）。

〝意味への欲求不満〟とはどういうことでしょうか。

フランクル心理学には**〝意味への意志〟**という言葉が出てきます。意味への意志をフランクルの著書から意訳すれば、**〝生きる意味〟を追求する欲求**です。この欲求が満たされない限り、私たちは人間として満たされない、ということです（『それでも人生にイエスと言う』183頁※訳者山田邦男氏による解説）。

「大きな不満があるわけでもないのに人生が虚しい」「他人と比べて複雑な思いになる自分がいる」「あらゆる面で成功したい」――カウンセラーの私のもとには、Eさんに似た相談が多く寄せられます。フランクル心理学の視点から考えると、このような悩みは、自分を中心に人生を描いている限り消えることはなさそうです。

良い仕事に就いて、年収が上がって、人から尊敬されて……、たとえそれらが叶ったとしても、その状態に慣れてしまうと当初の高揚感や充足感がなくなります。そうすると、他人と比べたり、さらに上を目指さないと気が済まなくなったりします。周りから見れば、収入や仕事、家庭などに恵まれている人であっても、人生に虚しさを感じ、意味への欲求不満に苦しんでいるのはそのためです。

そう言われると、フランクル心理学においては、理想や夢を持つことは良くないのか、理想がモチベーションになったり、夢が生きがいになったりすることもあるのではないか、という疑問を持つ人も多いでしょう。しかし、自分の理想や夢にこだわる人は、その理想や夢に近づけば充足感を感じ「人生に意味がある」と思える一方で、理想や夢から離れていく状態にあれば「こんな人生に意味はあるのか」と嘆くことになってしまいます。

そうなるのは、**自分の夢や理想を叶えてほしい、そのための環境や運を与えてほしいと〝自分を中心に人生に対して期待している〟**からだといえます。フランクル心理学は、**人は〝人生の意味〟を問う存在ではなく、〝人は人生から問われ、その問いに答える存在である〟**としています。このように発想を転換すると、**私たちは常に人生から問いかけられていることに気づく**ようになります。

人生からの問いに答えようとするとき、人は新たな〝生きる意味〟を発見する

人生から問われるのは、人生を左右するような大きな出来事が起こったときばかりではありません。日常で些細《ささい》なことに出会ったとき、たとえば、通勤電車で体調が良くない人を見かけたとき、同僚がその場にいない社員の悪口で盛り上がっているとき、人は人生から「あなたはどうしますか？」と問いかけられているのです。

〝人生の意味〟について、フランクル氏はどう言っているのでしょうか。

フランクル氏はチェスを例に説明しています。

> 人生の意味は、人によって、日によって、時間によってすら異なるからです。ですから重要なのは、一般的な人生の意味ではなく、ある特定の瞬間における、ある個人の人生の具体的な意味なのです。一般論としてこの質問をすることは、チェスの世界選手権王者に対して「チャンピオン、こ

の世で一番いいチェスの手を教えてくださいますか？」と質問するようなものです。その試合における駒の位置と対戦相手の個性に左右されない、「一番いい手」など存在しませんし、そもそも「いい手」というものだって存在しません。同じことが人間の実存にも当てはまります。抽象的な人生の意味を問うことは重要ではないのです。人生においては、誰もが自分にしかできない仕事、その人に成就されることを待っている具体的な使命を持っています。それは他の人が代わりに果たすことはできませんし、その人の人生でふたたびくりかえされることもありません。したがってそれぞれの人間にとって、いまここにある意味ある課題は、この課題を実現するために与えられた可能性と同様、かけがえのない唯一のものなのです。

（『ロゴセラピーのエッセンス――18の基本概念』33〜34頁）

自ら人生に求めることをやめ、人生からなにを問われているかを考え、それに答えようとするとき、人は新たな〝生きる意味〟を発見します。人生からの問いは、そのときその場における具体的な問いです。この問いに答えていくことこそが、人生だということができるでしょう。

ポイント

◎〝人生の意味〟とは、ある特定の瞬間における具体的な意味
◎誰しもが自分にしかできない仕事、具体的な使命を持っている
◎人生からなにを問われているかを考え、答えようとするとき、人は新たな〝生きる意味〟を発見する

自分中心の人生観を捨ててみる

以上の説明を踏まえると、人生がうまくいっているにもかかわらず、Eさんが「満たされなさ」や「虚しさ」を抱えているのは、**自分の欲求や願望を中心に人生を組み立てているから**です。この状態ではなにを達成しても、どんなに素晴らしい成果を手に入れても、満たされることはなく、「永遠の不満の状態」に置かれてしまいます。

いきなりは難しいかもしれませんが、**自己実現しようという求める姿勢と自分中心の人生観を捨て、「人生からなにを問われているのか」を考えることが重要**です。自分が人生に欲するものを考えるのではなく、**人生からの具体的な問いに答える中に、人生の意味を見出していくという発想の転換を行うことが**、現状を脱する道となるでしょう。

勇気あるウクライナの少年に感じる〝意味への意志〟

ロシアのウクライナへの侵攻で〝意味への意志〟を強く感じることがありましたので、ここで少しご紹介します。ロシア軍の攻撃が激しくなっても街にとどまるウクライナの人たちの中には、持病や高齢などにより移動や退避が困難な人たちがいました。その人たちを支えるために、退避できるにもかかわらず逃げずにいた家族や近隣住民がいて、そのなかには少年もいました。当時の記事を抜粋してご紹介します。

「僕が手助けしなくちゃいけない人が、たくさんいる。今は人の役に立ちたい」。キエフに住むエフィム・スレパク君（10）は12日、SNSを通じた本紙の取材に、こう話した。

エフィム君は、会社経営の父ユーリさん（34）と母マリナさん（36）、妹、弟の5人家族。両親は、キエフに残るお年寄りなどに薬や食料を配達するボランティアをしていて、エフィム君も手伝う。身長1メートル48の「小さなボランティア」の姿を見て、お年寄りたちは表情を緩める。

ロシア軍がウクライナに侵攻して2週間余り。キエフからは多くの市民が避難しているが、とどまっている人の中には高齢者も多い。足腰が弱っていたり、持病があったりして移動が難しいためだ。エフィム君は、ユーリさんが運転する車に乗って、そんな高齢者の家を1日7軒ほど回り、食べ物や薬を届けている。マリナさんは「日増しに緊張感が高まり、私たちも避難の準備はしている。でも今は、子どもたちが残りたいと言ってくれている」と明かす。（読売新聞オンライン2022/03/13/18:44掲載

https://www.yomiuri.co.jp/world/20220312-OYT1T50236/）

※記事掲載時における呼称「キエフ」をそのまま引用しています。

記事は、２０２２年3月中旬のものなので、その後、エフィム君やご家族がどのような決断をしたのかはわかりません。しかし、自分や家族の命がかかっていて、一刻も早く避難すべき状況に追い込まれたとき、自分だったらエフィム君のような選択をするだろうかと考えずにはいられませんでした。この記事にあるエフィム君の言動には、先ほど説明したフランクル心理学の重要なエッセンスである〝意味への意志〟が強く感じられます。エフィム君は、選択を強制されたわけではなく、自分の人生からの問いかけに対して、使命感を持って〝残って手助けする〟という選択をしたということになるでしょう。

第3章

『夜と霧』から学ぶ、過酷な環境で心を保つ方法

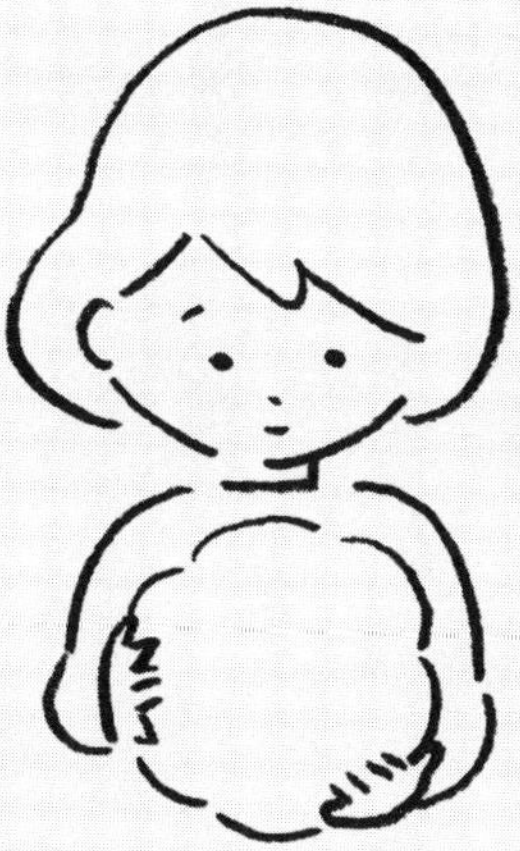

『夜と霧』から読み解くフランクル心理学と首尾一貫感覚

「はじめに」でもご紹介しましたが、フランクル心理学と首尾一貫感覚は、ナチスの強制収容所で繋がっています。『夜と霧』を読むと、この二つは、極限状況での人間の生き方に重要な示唆を与えてくれることがわかります。大震災やコロナを経験した私たちは、極限状況は実際に起こり得るものであることを知りました。そこまで行かなくても、ストレス過多な世の中を生きるうえで、強制収容所から学ぶことはたくさんあると思います。

実際の相談事例を参考にしながら、『夜と霧』が私たちになにを教えてくれているのか、見ていきましょう。

死と隣り合わせでも他人にパンを与えられたのはなぜか？

——Q：生まれついた境遇から、人生になんの希望も持てないFさん（男性20代前半）

私は高校を3年生で中退し、工場で働き始めて5年になります。高校を中退して就職をしたのは、介護が必要な祖母とパチンコがやめられない母を残し、父が暴力事件を起し刑務所に行ったことで生活が苦しくなったからです。刑務所に行く前も父の収入は少なく、高校在学中は私がアルバイトをかけもちして、家族4人なんとか生活できていました。しかし、狭い街なので、父が刑務所行きになった話は一気に広がり、私は学校でもアルバイト先でも〝犯罪者の子ども〟という烙印《らくいん》を押され、肩身の狭い思いをするようになりました。結局、アルバイトも学校も辞めることになり、借金だけが膨らんでいきました。

今の職場は、事情を知った高校時代の恩師に紹介してもらったところです。この会社は、高校や大学を卒業して入社した人は、1年から3年ほど工場で働き、その後は工場内で昇進したり、本社に配属されたりすることになります。しかし私の場合は、高校を中退し、また父親のこともあり、特例で入社したので昇進や異動などはないという条件で働いています。

入社して5年経ちますが、私のノルマはどんどん厳しくなり、時間内に仕事を終えられない日もあります。工場長は、学歴や父親のことを持ち出してみんなの前で私を愚弄することもありますし、後から入った1年目の大卒の職員も、工場長と一緒になって私を嘲笑します。

あるとき、工場長や同僚の言動に耐えられなくなった私は、怒りでどうしようもなくなり、キレて近くにあった机を拳で殴ってしまいました。〝犯罪者の子〟という烙印を改めて押され、それ以来、私への嫌がらせは公然のものになったような気がします。

みんなから嫌がらせを受けるとき、私は、〝犯罪者の血を引く者〟のように振る舞わないよう、恥ずかしさや悲しみ、怒りなどがぐちゃぐちゃに混ざった感情をなんとか表情に出さないよう、愛想笑いをしてごまかしています。そんな弱くて惨めな自分も不快です。

できれば、誰も自分のことを知らない土地で別の仕事を見つけたいと思っています。しかし、私は今の工場でしか通用しない単調な作業しかしていないため、身についた技能はないに等しく、他の会社では通用しません。かといって、誰からも評価されていない私が今の職場で昇進していくこともないでしょう。そもそも実家には借金も残っていることから無職の期間をつくるわけにはいきません。最近、将来のことを考え出すと恐くて眠れなくなります。自分はなんのために生きているのだろうと思うと、休日も自然に涙があふれてきては、消えてしまいたいという気持ちでいっぱいになります。

——A：Fさんの状態を整理してみたいと思います

彼は、「消えてしまいたい」と思うほど自分の人生に絶望し、将来にも希望が持てない状態です。誰も自分のことを知らない土地に行きたい、職場を変えたいと思いながら、家庭や借金の問題、自身のキャリアの課題などが山積し、自分でコントロールできることがほとんどない環境に身を置いています。彼の話には、何度も「犯罪者の子という烙印」という言葉が出てきました。自分に流れる血や生い立ちを恥じており、自己肯定感も低い状態といえるでしょう。

Fさんのように、もうダメだと希死念慮（死にたいという気持ち）まで抱えてしまうような状態にあるとき、人はどのように考え、立ち直っていけばいいのでしょうか。

フランクル氏も被収容者としてユダヤ人強制収容所に収容され、極限状態の日々を過ごしました。その様子を書いたのが『夜と霧』です。『夜と霧』は、次の一節で始まります。

（前略）これは事実の報告ではない。体験記だ。ここに語られるのは、何百万人が何百万通りに味わった経験、生身の体験者の立場にたって「内側から見た」強制収容所である。（中略）わたしはおびただしい小さな苦しみを描写しようと思う。強制収容所の日常はごくふつうの被収容者の魂にどのように映ったかを問おうと思うのだ。（1頁）

『夜と霧』の原題は、日本語にすると『心理学者、強制収容所を体験する』です。フランクル氏は精神科医であり心理学者でもありましたが、他のユダヤ人と同じように収容され、収容期間のほとんどを土木作業員や鉄道建設現場の労働者として過ごしました。フランクル氏がこの作品を書く意味は、心理学者として〝自分の経験を心理学の立場から解明する〟ことでした。強制収容所の内幕は多くの報告書や書物で伝えられていますが、『夜と霧』は、被収容者が精神を崩壊させていく様子を、心理学や精神医学の見地から生々しく描いています。

フランクル氏が過ごしたいくつかの収容所はすべて、悪名高いかどうかの違いはあったものの、命の危険と隣り合わせの重労働を強いられ、食料や物資は常に不足しているところでした。食料は、ほとんど具のない水のようなスープにパン、最後の頃には1日1回、ほんの小さなパンが配給されるだけでした。

収容所の朝の様子として

まだ明けやらぬ時刻、「起床」を命ずる号笛が三度鋭く響き、わたしたちを疲労困憊の眠りから、切ない憧れの夢から、無慈悲に引き離すとき、傷だらけで飢餓浮腫のために腫れあがった足を濡れた靴にむりやり押しこもうと悪戦苦闘するとき（中略）いつもはしっかりしている仲間たちが、濡れて縮んでしまった靴を手に、雪のつもった点呼場にはだしで出ていかなければならないと、子供のようにすすり泣いているのを聞くとき——この陰惨なひととき（51頁）

という描写がありますが、被収容者はこのような苦しみに満ちた生活を送っていました。

そのような過酷な環境でも精神を保つことのできた人や、病気や栄養失調でいつ死んでもおかしくない状況下で他人にパンを与えられる人がいました。収容所長でありながら、ポケットマネーで被収容者のために薬品を買ってこさせていた人もいたようです。

20代前半のFさんにとって、家族や借金の問題を抱えながら働くことはとても厳しいことです。彼を認めてくれる人がいない、技能を身につけることも昇進していくことも叶わない中で働かなければならず、〝犯罪者の血を引く者〟として振る舞わないよう常に気を張っていなければなりません。「消えてしまいたい」という考えが浮かんできても誰も責められないのではないでしょうか。

しかし、死と隣り合わせの状態でもフランクル氏のような英雄的な人がいたという事実は、そんな環境でFさんが〝生きる意味〟を考えるヒントになると思います。

過酷な環境の強制収容所で、被収容者はどのようにして精神を保つことができたのでしょうか？

〝選別〟されてガス室に行く人たち

『夜と霧』には、〈何千もの幸運な偶然によって、あるいはお望みなら神の奇跡によってと言ってもいいが、とにかく生きて帰ったわたしたちは……〉（5頁）という表現が出てきます。収容所では、カポー（被収容者の中から残虐性のある者等が選ばれ、ナチス親衛隊員などに協力する）のような〝エリート〟被収容者以外は、常に死と隣り合わせでした。フランクル氏が最初に連行されたアウシュビッツ強制収容所では、入所の段階で95％の人がガス室に直行させられ、残りの5％の人が労働者として選ばれたといわれています。

ガス室行きとは死を意味しますが、『夜と霧』では、〝選別〟（ガス室送りになる人が選ばれること）を次のように表現しています。

男は心ここにあらずという態度で立ち、右肘を左手でささえて右手をかかげ、人差し指をごく控え目にほんのわずか――こちらから見て、あるときは左に、またあるときは右に、しかしたいていは左に――動かした……（17頁。引用者注／男とは親衛隊将校のこと）

入所の夜、フランクル氏たちは、男の人差し指の動きの意味を知ることになり、左にやられた人たちはその日のうちにガス室に直行させられたそうです。ガス室で使われたのは、チクロンB（青酸が入ったガス状の害虫駆除剤）で、人々の命がいかに軽く扱われていたかがわかります。

すべてを奪われた強制収容所で「有意味感」を高く保てたフランクル

強制収容所で首尾一貫感覚を高く保てる要素は、ゼロに等しいように思われます。『夜と霧』は、被収容者の心が変化していく過程を、次のようにあらわしています。

正常な感情の動きはどんどん息の根を止められていった。（中略）はじめのうちは目を逸《そ》らした。サディスティックに痛めつけられる人間が、棍棒で殴られながら決められた歩調を強いられて何時間も糞尿のなかを行ったり来たりする仲間が、まだ見るに耐えないのだ。数日あるいは数週間もたつと、被収容者はもう変わっていた。（中略）苦しむ人間、病人、瀕死の人間、死者。これらはすべて、数週間を収容所で生きた者には見慣れた光景になってしまい、心が麻痺してしまったのだ。（34〜35頁）

フランクル氏は、感情の消滅は、精神にとって必要不可欠な自己保存メカニズムだと言っています。このような状況下で、首尾一貫感覚の3つの感覚はどのようになるのか、順に考えてみたいと思います。

「把握可能感」は、自分の置かれている状況や今後の展開を把握できると感じることです。多くの強制収容所の体験記には、彼らの心を不安にしたのは「どれほど長く強制収容所に入っていなければならないのか、まるでわからないことだった」と記述されています。把握可能感が非常に低い状態だったといえます。

実際、収容期限は、どこまでも無限に引き延ばされる類いのものでした。過酷な生活に終わりが見えない状況は、精神の崩壊に繋がります。それは、人間は未来を見すえて存在している生き物だからです。42・195㎞のフルマラソンを走れるのは、ゴール(距離)がわかっているからですし、受験勉強を頑張れるのは、合格すれば志望校に入れるからです。山で遭難したとき、なにかの目印に向かって進むのと闇雲に進むのとでは、力が湧いてくるのはどちらでしょうか。ゴールが見えない(=いつ終わるのか見通しがつかない)状態は、把握不可能な状態だといえます。

「処理可能感」はどうでしょうか。処理可能感とは、資源（自分の〝武器〟になるもので、お金や権力、知力など）を根拠に「なんとかなる」と思える感覚のことです。収容所に連行されたフランクル氏は、彼のライフワークでもあった大切な原稿を含め、ほとんどすべてのものを没収され、〝身ぐるみ剝《は》がれた〟（『夜と霧』23頁）ことを思い知ったということです。そのときは、心理的反応として「それまでの人生をすべてなかったことにしたのだ」と言っていますが、これは「処理可能感」が一気に低くなったことを意味します。

「有意味感」はどうでしょうか。有意味感とは、自分の人生や自身に起こることにはすべて意味がある、と感じることです。

フランクル氏は、強制収容所に入れられた人間は、外見も内面も未熟な段階に引きずり下ろされたと語っています。しかし、ほんの一握りでしたが、内面的に深まる人もいたと言っています。

わずかな例外を除いて、自分自身や気持ちの上でつながっている者が生

きしのぐために直接関係のないことは、すべて犠牲に供されたのだ。この没価値化は、人間そのものも、また自分の人格も容赦しなかった。（中略）人間を意志などもたない、絶滅政策のたんなる対象と見なし、この最終目的に先立って肉体的労働力をとことん利用しつくす搾取政策を適用してくる周囲の雰囲気、こうした雰囲気のなかでは、ついにはみずからの自我までが無価値なものに思えてくるのだ。

強制収容所の人間は、みずから抵抗して自尊心をふるいたたせないかぎり、自分はまだ主体性をもった存在なのだということを忘れてしまう。

（『夜と霧』82頁）

自我までもが無価値なものに思えるという表現からして、強制収容所で「有意味感」を高く保つのは至難の業だったのでしょう。しかし、『夜と霧』を読み進めていくと、フランクル氏の「有意味感」が極めて高かったことがわかってきます。収容所のような過酷な外的条件は、把握可能感や処理可能感を容赦なく奪いますが、目の前の逆境を「意味があるもの」だととらえる「有意味感」を持つことができれば、前を向くことができます。私は、この有意味感こそ、首尾一貫感覚の要となる重要な感覚だと考えています。

私は、前著『「首尾一貫感覚」で心を強くする』のなかで、『夜と霧』は、首尾一貫感覚とりわけ有意味感を理解するための最適のテキストであると書きました。それは、フランクル氏の有意味感の高さからくる考え方や言動が、結果的に彼の心身、ひいては魂を死の淵《ふち》から救ったことが何度もあったからです。

Fさんの例で考えてみるとどうでしょう。彼は、家族や借金、職場の人間関係などの問題を抱え転職が難しいという状況に立たされていて、今後の見通しが立ちません。「把握可能感」がとても低い状態だといえるでしょう。

また、自分の家庭環境や学歴に劣等感を持ち、仕事で身につけられた技能などないと感じ、職場で味方になってくれる人もいません。彼には、問題を解決するための資源（仲間と武器）がないため、「処理可能感」も低いのです。

では、「有意味感」はどうでしょうか。

仕事を「今の工場でしか通用しない単調な作業」と表現していることからもわかるように、自身の仕事にも誇りを感じていません。「どうせ昇進できない」と思いながら働く日々に〝意味〟を見出せず、「有意味感」を感じることが難しい状態です。

時代や状況は違いますが、身ぐるみを剝がされ、常に命の危険と隣り合わせの重労働を強いられながら生き抜いたフランクル氏を支えたものは、首尾一貫感覚、とりわけ「有意味感」の高さだったと思います。

強制収容所のような究極の環境であってもフランクル氏のような高い「有意味感」を持つにはどうしたらいいのでしょうか。

フランクル氏はなぜそのような環境にあっても「有意味感」を高く保つことができたのでしょうか。

〝意味のある死〟を支えた「有意味感」

フランクル氏は、アウシュビッツでの最初の淘汰《とうた》（ガス室に直行させせられるかどうかの場面）を皮切りに、幾度《いくたび》となく〝なりゆき〟に任せることになったと記しています。なりゆきに任せるというのは、一見すると刹那的なやり方のように思えます。しかし、常に死と隣り合わせで、自分でコントロールできることが皆無という状況では、運命を天に任せるしかなかったのでしょう。

それでも、フランクル氏がなんらかの決断を下すような場面では、彼自身の哲学（「有意味感」を感じる根拠ともいえ、どのようなことに価値を置いているか）が存在していたことがわかります。あるインタビューでフランクルは次のようなことを言っています。

確率は低かろうと、生き続けるためにできることはすべておこなう責任があると感じていました

そして、責任を全うするために

お前はこれまで、人生について、しかも人生の意味について書いたり語ったりしてきた。そしてこの人生の意味は無条件のもので、いかなる状況においてもそれは失われることはない、と言ってきた。たとえ苦しみが取り除かれない時でも、その苦しみから何らかの意味をつかみ取ることができるはずだ、と。……さあヴィクトール、今度はお前自身がそれを生きる番だ

と、自分自身に言い聞かせていました。(『フランクル心理学入門——どんな時も人生には意味がある』69頁)。

前者は、身体的な命を守るための誓いであり、後者は人生観や魂に関するもので、有意味感の根拠になっているものです。

フランクル氏は、

私たちにとって大切だったのは、「死を自分のものにする」ことだったのです。そしてたとえばナチの親衛隊員に死を押しつけられたのではないということだったのです。（『それでも人生にイエスと言う』136頁）

と述べています。「意味のある死」は、強制収容所でさまざまな選択をする際の指針になっています。

フランクル氏が夜間シフトの労働中隊に配属されることになったとき、まもなく死ぬだろうということは目に見えていました。そのとき、医長から発疹《はっしん》チフス患者が集まる収容所に医師として勤務することを志願しないかという打診があり、友人たちが懸命にとめるのを聞かず、フランクル氏はその場で志願したそうです。その決断のベースにあった彼の考えは、

どうせ死ぬなら、意味のある死に方をしたい。どう考えても、医師としてすこしでも病気の仲間の力になれることは、腕の悪い土木作業員としてかろうじて生き、あげくくたばるよりも意味がある（『夜と霧』81頁）

というものでした。フランクル氏は、この選択を英雄的な犠牲的行為ではなく、単純な比較の問題だと述べています。しかし、このような決断がすぐにできたのは、なにが「意味のある死」なのかを常に自分に問い続けてきたからではないでしょうか。

「意味のある死」というのは、「生きる意味」と表裏一体だと考えることもできます。フランクル氏の考える強制収容所での「生きる意味」というのは、先ほどご紹介したインタビューに集約されています。ほとんどの被収容者は、「収容生活を生き残れないのであればこの苦しみには意味がない」と考えていました。しかし、フランクル氏は、行動的に生きることや安逸に生きることだけに意味があるのではなく、**「まっとうに苦しむこと」は、それだけで精神的になにごとかを成し遂げることだ**と考えていました。

この考えを、首尾一貫感覚で掘り下げていくと「自分自身に起こる出来事はどんなことにも意味がある」という「有意味感」に行きつき、フランクル氏の有意味感が非常に高いことがわかります。彼の「意味のある死」、ひいては「生きる意味」を支えていたのは「有意味感」の高さだといえるでしょう。

「生きる」とは人生からの問いかけに答えること

『夜と霧』には、フランクル心理学のエッセンスがちりばめられています。収容所生活では、生きる目的を見出せず、存在意義や頑張りぬく意味を見失った人間は、きまって「生きていることにもうなんにも期待がもてない」という言葉を口にしたそうです。そんな言葉に対してどう応えたらいいのか、『夜と霧』でフランクル氏は次のように書いています。

ここで必要なのは、生きる意味についての問いを百八十度方向転換することだ。わたしたちが生きることからなにを期待するかではなく、むしろひたすら、生きることがわたしたちからなにを期待しているかが問題なのだ、ということを学び、絶望している人間に伝えねばならない。（中略）生きるとはつまり、生きることの問いに正しく答える義務、生きることが各人に課す課題を果たす義務、時々刻々の要請を充《み》たす義務を引き受けることにほかならない。（129～130頁※傍線は著者による）

前章では、フランクル心理学の重要なポイントの一つは、「人間は人生から問いかけられている存在である」ということをお伝えしましたが、それはこの傍線の記述を意味しています。さらにフランクル氏は、〝人生からの問いかけ〟は、人により、また瞬間ごとに変化するものであり、常に具体的な要請であると述べています。そして、この具体性が、一人ひとりに違う運命をもたらし、それぞれの状況ごとに、人は異なる対応を迫られると述べています。

しかし、強制収容所のような、いつ命を奪われてもおかしくない条件下で、人の精神（魂）は収容所という特異な社会環境に屈しないことなどできるのでしょうか。フランクル氏は、この疑問に対して「屈する以外の方法があった」ことを示しています。少ないながらも、極限状況であっても最後に残された精神の自由を勝ち取った人がいたからです。

強制収容所にいたことのある者なら、点呼場や居住棟のあいだで、通りすがりに思いやりのある言葉をかけ、なけなしのパンを譲っていた人びとについて、いくらでも語れるのではないだろうか。そんな人は、たとえほんのひと握りだったにせよ、人は強制収容所に人間をぶちこんですべてを奪うことができるが、たったひとつ、あたえられた環境でいかにふるまうかという、人間としての最後の自由だけは奪えない、実際にそのような例はあったということを証明するには充分だ。（『夜と霧』110～111頁※傍線は著者による）

フランクル氏は、収容所での時々刻々は、内心の決断を迫る状況の連続だったと述べています。そして、苦しむこと自体に意味を見出すことが「まっとうに苦しむこと」であり、そこに「（生だけではなく死も含む）総体的な生きる意味」があると結論づけています。このように「苦しむこと」の意味が明らかになると、フランクル氏は収容所生活の苦しみを抑圧したり、ごまかしたりするのを拒否し、苦しむことすらも意味深い「課題」としていました。

「起きていることすべてに意味がある」と考えてみる

私は、カウンセラーという職業柄、「生きていても意味がない」「死にたい」「消えてしまいたい」という「自死」を連想させる言葉を発する人たちの話をたくさん聴いてきました。カウンセラーの立場では、クライアントに自死を思いとどまらせるよう最善の努力を尽くしますが、そんなとき「なぜ止めるのですか？」と聞かれます。

自分の命をどうするか決めるのは、自分自身であるという考えもあります。

カウンセラーが止めるのは、ほとんど反射的なものなのですが、掘り下げていけば自死を考えるのは判断力を欠いた状態だからです。重いうつ状態や錯乱状態のときに適切な判断ができないというのは、精神医学的にも根拠があります。

しかし、「なぜ（自死を）止めるのか？」と問う人に、精神医学の知見を引っ張ってきて回答しても、心には響いていないことが多かったように思います。

私はカウンセラーとして、「死」を考えている人たちに、どうすれば納得がいくような「生きる意味」を伝えることができるのかずっと考えてきました。それが、「なぜ自死を止めるのか」（＝なぜつらくても生きていかなければならないのか）という問いに対する答えになります。私なりに考え研究を重ねて、その答えの大きなヒントになると思ったのが、〝フランクル心理学〟や〝有意味感〟でした。

先ほども引用しましたが、フランクル氏は、夜間シフトの労働中隊での過酷な土木作業（配属されれば死は決まったようなものであった）か、あるいは発疹チフス患者が集まっている収容所の医師になるかという選択肢しかありませんでした。いずれにしろ死を免れることができない状況の中で、〝どうせ死ぬなら、意味のある死に方をしたい。どう考えても、医師としてすこしでも病気の仲間の力になれることは、腕の悪い土木作業員としてかろうじて生き、あげくくたばるよりも意味がある（『夜と霧』81頁）〟という結論に達し、「医師として死のう」と決心しました。死ぬしかない状況の中で、それが彼にとって意味ある〝生〟であり〝死〟だったのだと思います。

しかし、死を免れ得ないという状況でないなら、死ぬしかないと思えるような限界まで来ても、〝生き抜く〟ことを前提に選択をしなければなりません。〝自死〟というのは、もともと選択肢の一つですらないのです。

フランクル氏も決して〝自死〟という選択をしたわけではなく、「自殺する人も、人生のルールに違反しています。人生のルールは私たちに、どんなことをしても勝つということを求めていません。けっして戦いを放棄しないことは求めているはずです」と言っています（『それでも人生にイエスと言う』46頁）。

人は未来を見ることはできませんが、数年後に「あのとき死ななくてよかった」と思えることがあります。私は、そのような人をたくさん見てきました。暴風雨に晒《さら》されている時期だけに目が向いて自死を選んでしまっては、取り返しがつかないことになります。幸せを得るには苦しみを乗り越えるしかありません。

今がつらくても生き抜いて、暴風雨に耐えた自分を尊重し、今起きていることが〝人生からの問い〟だと思ってほしいのです。そして、つらいことに対する意味づけができたとき、その人の人生はより醸成され、首尾一貫感覚も高まるという好循環に入っていくことができます。そうすれば、なにが自分にとっての幸せなのかもわかってくるでしょう。

少し話はそれますが、このように考えたとき、自分の力で環境を変えることが難しい中高生がいじめ等が原因で自死を選択した話を聞くと、残念でなりません。自死を選択したことに対して「死んでしまうくらいなら退学したらよかったのに」という意見をよく聞きます。そのような意見の背景には、自死をタブー視していたり、自分であればこうするのに……という考えがあったりします。

しかし、恐らく自死に至った中高生は、首尾一貫感覚のすべてが低く、人生そのものに絶望していたのだと思います。経験不足や周囲に親身になってくれる大人がいなかったこと（＝処理可能感が低い）で、人生全体を俯瞰《ふかん》して見ることができず、「あのとき死ななくてよかった」と考える未来が訪れるという想像ができなかったのでしょう（＝把握可能感の低下）。そのような状態で、自分の人生に失望し、有意味感を感じられず、〝自死〟を選択したのかもしれません。命を粗末にしたという考え方もあるかもしれませんが、そうとは言い切れないケースも多いと思います。自死は、周囲の大人に恵まれず、自分で人生をコントロールできない彼らが、必死になって考え抜いた結果だったのでしょう。

しかし私はFさんには、将来抱くであろう「あのとき死ななくてよかった」という気持ちを想像できるだけの感覚を、呼び覚ましてほしいと思いました。「消えてしまいたい」は、「新しい自分に生まれ変わりたい」と表裏一体でもあったからです。

Fさんを取り巻く環境はとても厳しいですが、「消えてしまいたい」気持ちと覚悟をもって対峙し、そう思う理由一つひとつを明らかにして整理していくことが必要です。Fさんの抱えている問題を、自分で変えられること、変えられないことに整理し、変えられないことには執着しないことにします。たとえば、父親が犯罪者であるという客観的事実は変えられません。すぐに転職をすることは難しいかもしれませんが、手に職をつけるために自分でなにか勉強を始めることはできます。

Fさんには、今の環境に屈する以外の方法が残っているのです。このようなとき、人は「人生からなにを問われているのか」という問いに耳を澄ませ、その問いに勇気と良心をもって答えていくことで、〝生きる意味〟を見出せるのだと思います。

強制収容所とはいかないまでも、私たちもFさんのようにどうすることもできない苦しい状況と対峙する場面はあると思います。フランクル氏によれば、そのとき私たちは、人生から「その〝苦しみ〟とどう向き合いますか？」と問われているのです。人生からのその問いに答えることに「生きる意味」を見出すことができるようになれば、私たちは「有意味感」を高めることができるのだと思います。その有意味感の高さが、私たちの「生きる力」に繋がっていくことになるのです。

次章からは実践編として心を強くし、逆境を乗り越える方法を学んでいきたいと思います。

第4章

実践編
首尾一貫感覚と
フランクル心理学に基づく
トレーニング

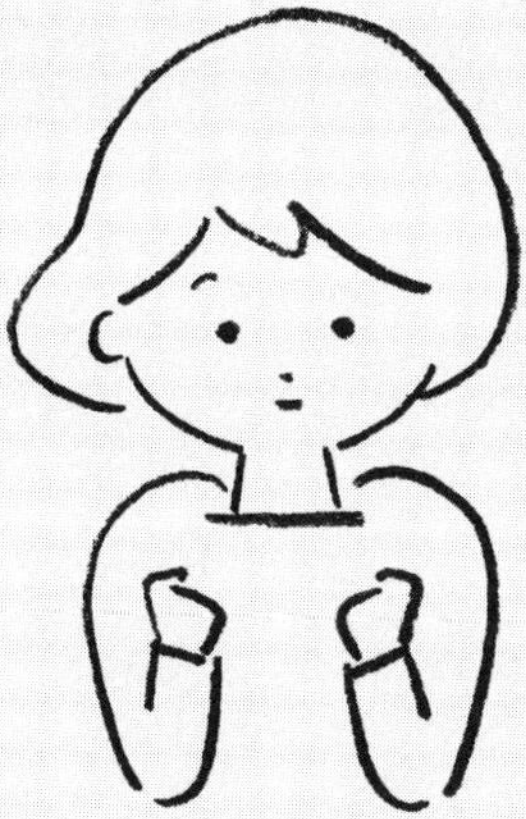

「生きるヒント」を身につける方法

前章までで、首尾一貫感覚やフランクル心理学のエッセンスを学んできました。この章では、その知識を実際の生活で活かしていくにはどうすればいいか考えていきます。第1章でご紹介した事例を用いながら、研修に取り入れているトレーニングをご紹介していきます。トレーニングを通して、困難な状況で前向きに生き抜いた人々が持っていた究極の「生きるヒント」を身につけていきましょう。

あなたの首尾一貫感覚の高さはどれくらい？

最初に、あなたのSOC（Sense of Coherence/首尾一貫感覚）のスコアを出します。

ここでご紹介する13項目短縮版「SOCスケール」日本語版（山崎喜比古・戸ヶ里泰

典・坂野純子編『ストレス対処力SOC―健康を生成し健康に生きる力とその応用』有信堂高文社）は、人生に対する感じ方について確認するための指標です。このスケールに回答することで、首尾一貫感覚を構成する「3つの感覚」を、より具体的にイメージできると思います。

ぜひ、試してみてください。

なお、それぞれの質問項目は、次の感覚について問うています。

◎把握可能感：2、6、8、9、11
◎処理可能感：3、5、10、13
◎有意味感：1、4、7、12

次項で答えていただくSOCアンケートの日本人の平均点は約59点、男女や居住地域での有意差は認められず、概ね高い年齢階層であるほど高いSOC得点だったそうです。

くり返しになりますが、今回はSOCのイメージを摑んでいただくためにテストを

13 項目短縮版 SOC スケール日本語版

1	あなたは、自分の周りに起こっていることがどうでもいい、という気持ちになることがありますか?								
	(まったくない)	1	2	3	4	5	6	7	(とてもよくある)
2	あなたは、これまでに、よく知っていると思った人の、思わぬ行動に驚かされたことがありますか?								
	(まったくなかった)	1	2	3	4	5	6	7	(いつもそうだった)
3	あなたは、あてにしていた人にがっかりさせられたことがありますか?								
	(まったくなかった)	1	2	3	4	5	6	7	(いつもそうだった)
4	今まで、あなたの人生には、明確な目標や目的が								
	(まったくなかった)	1	2	3	4	5	6	7	(あった)
5	あなたは、不当な扱いを受けているという気持ちになることがありますか?								
	(よくある)	1	2	3	4	5	6	7	(まったくない)
6	あなたは、不慣れな状況にいると感じ、どうすればよいかわからない、と感じることがありますか?								
	(とてもよくある)	1	2	3	4	5	6	7	(まったくない)
7	あなたが毎日していることは、								
	(喜びと満足を与えてくれる)	1	2	3	4	5	6	7	(つらく退屈である)
8	あなたは、気持ちや考えが非常に混乱することがありますか?								
	(とてもよくある)	1	2	3	4	5	6	7	(まったくない)
9	あなたは、本当なら感じたくないような感情を抱いてしまうことがありますか?								
	(とてもよくある)	1	2	3	4	5	6	7	(まったくない)
10	どんなに強い人でさえ、ときには「自分はダメな人間だ」と感じることがあるものです。 あなたは、これまでに、「自分はダメな人間だ」と感じたことがありますか?								
	(まったくなかった)	1	2	3	4	5	6	7	(よくあった)
11	なにかが起こったとき、ふつう、あなたは、								
	(そのことを過大に評価したり、過小に評価してきた)	1	2	3	4	5	6	7	(適切な見方をしてきた)
12	あなたは、日々の生活で行っていることにほとんど意味がないと感じることがありますか?								
	(とてもよくある)	1	2	3	4	5	6	7	(まったくない)
13	あなたは、自制心を保つ自信がなくなることがありますか?								
	(よくある)	1	2	3	4	5	6	7	(まったくない)

出典:山崎喜比古・戸ヶ里泰典・坂野純子編『ストレス対処力SOC－健康を生成し健康に生きる力とその応用』有信堂高文社

SOC得点 採点方法

○で囲んである番号は得点を逆転(=逆転項目という)した上で合計点を算出してください。3つの感覚の合計点を算出して右のSOC欄にご記入ください。※逆転項目では、8から自分の点数を引く、つまり1点であれば8から1を引いて7点、2点であれば6点、3点は5点、4点はそのまま、5点は3点、6点は2点、7点は1点となります。

把握可能感(1〜35点)					小計
② →	6	8	9	11	

処理可能感(1〜28点)				小計
③ →	5	⑩ →	13	

有意味感(1〜28点)				小計
① →	4	⑦ →	12	

SOC合計

点

平均点	
把握可能性	22.32
処理可能性	17.32
有意味感	19.35
合計	58.98

※平均点はあくまで目安とお考えください。

平均点の出典:山崎喜比古監修・戸ヶ先里泰典編集『健康生成力SOCと人生・社会—全国代表サンプル調査と分析』有信堂高文社

受けていただきましたので、平均点はあくまでも目安程度にお考えください。

首尾一貫感覚を高めるためのトレーニングは、自分の強いところ、弱いところを意識して行うと効果的です。

「職業性ストレスモデル」で自分の悩みを整理する

人は、多少なりとも悩みを持っていると思いますが、みなさんは、自分の悩みについてきちんと把握できていますか?

なにが原因で悩んでいて、その悩みによって心や身体、行動面にどのような影響が出ているのか、言語化することができるでしょうか？　自分の性格や行動、環境がどのようにして今の悩みに繋がっているのか、というところまで分析できているでしょうか？

カウセリングをしていると、〝モヤモヤして……〟とか〝イライラして……〟という表現をする方が多くいます。〝モヤモヤ〟は心が晴れない状態を指す、心のストレス反応です。環境や出来事（ストレッサー）が原因で、心や身体、行動面などに反応（ストレス反応）が出ることがありますが、〝モヤモヤ〟や〝イライラ〟もその一つです。

カウンセリングは、〝モヤモヤ〟や〝イライラ〟がどのようなメカニズムで生じているのか、クライアントと一緒に整理して言語化するところから始めます。**言語化するのはとても大事なことで、悩みごとをぼんやりと考えている間は、単に解決を先延ばしにしているだけです。**言語化するためのツールとして、第1章でご紹介した「職業性ストレスモデル」（26頁）を使って自分の状態を把握してみましょう。

復習になりますが、このモデルの縦軸は、職場のストレス要因（職場の人間関係や仕事量など）が、急性のストレス反応（抑うつ気分や体調がスッキリしない、欠勤など）を引き起こし、最終的には疾病（うつ病など受診が必要となる病気）に罹患してしまう流れを示したものでした。

横軸は、ストレス反応を強めたり弱めたりする要因として、個人的要因（年齢や性格、価値観、SOCなど）や仕事以外の要因（介護や子どもの受験など家族からの要求）、サポートによる緩衝要因（上司や家族からの支援）を表したものでした。

第1章に登場したAさんの相談内容（28頁）を例に、「職業性ストレスモデル」を使う整理の仕方を見ていきましょう。Aさんには、首尾一貫感覚を意識して質問しながら、カウンセリングを進めています。その内容をまとめると次のようになります。

――Aさんの相談内容

毎日会社で嫌なことばかり起き、仕事が終わったあとも、それが頭から離れません。なかでも特に嫌なことは、ペアを組んでいる先輩の指示が気分によって変わり、資料のつくり直しを命じられても理由を教えてもらえないことです。先輩の顔色を窺いながら仕事をしている状態で、この状態は先輩と同じチームにいる限り続くと思います。

最近、先輩の顔色を気にしながら仕事をすることに、意味を見出せなくなってきました。もっと成長できるところに身を置きたいと思っています。

他の人に相談しても「気にしすぎだよ」と軽く流されてしまいます。帰宅後も休日も、仕事や職場への不安でいっぱいになることが多く、心が休まるときがありません。これからのことを考えると、暗い気持ちになってしまいます。どうしたら、もう少し安定した心を持てるのでしょうか。

縦軸で自分の状態を時系列化する

◎縦軸（ストレッサー→ストレス反応→疾病の可能性）……把握可能感
↓職業性ストレスモデルの縦軸で自分の状態を時系列化していくことで〝今〟の状態がわかります。どのようなストレッサーによって、どんなストレス反応が心身・行動面に出ているのかを言語化することが大切です。自分の状態を客観的に理解することは、把握可能感を高めることに繋がります。カウンセリングに来る方は、過去のことを悔やんでいたり、ネガティブな未来を想像したりしては心配し、「今」を見失っているケースが多いからです。

Aさんの場合は、

ストレッサー――職場環境（ペアを組んでいる先輩との人間関係）

ストレス反応――不安感、心が休まらない、暗い気持ち

疾病の可能性――ストレス反応が続くとうつ病などの疾病になる可能性があるとなります。

横軸で3つの要因を把握する

◎横軸（個人的要因・仕事以外の要因・緩衝要因）……把握可能感・処理可能感

↓横軸では、ストレス反応に影響を与える要因を3つに分けています。これらの要因によって、同じストレッサーに晒されても、人によってストレス反応に違いが出てきます。特にストレス反応に影響するのは個人的要因です。ストレスフルな出来事が

あったとき、その出来事をどのようにとらえ、どのように対処していくかは、性格（考え方や価値観など）によって大きく左右されます。仕事以外でも、介護や子どもの受験など、家族などからエネルギーを注がなければならない要求があれば、ストレス反応に影響があります。一方で、上司や同僚、家族から応援やサポートを受けられている人であれば、ストレス反応を軽減できるといわれています。

Aさんのケース

個人的要因 ― 年齢・性別や性格（価値観や考え方、首尾一貫感覚）など

Aさんは、他の人から「気にしすぎ」と言われたようですが、どのような性格なのでしょうか。筆者がカウンセリングした限りでは、Aさんは他人の気持ちを思いやることができ、真面目に仕事に取り組む方という印象を受けました。その一方で、自分の意見を伝えることが苦手で、ときとして気弱になることがあり、真面目さから自責傾向が強い性格だともいいました。

個人的要因の〝性格〟には、首尾一貫感覚や自己肯定感の高さなども入ります。首尾一貫感覚が高い人はストレッサーによる悪影響であるストレス反応を軽減すること

ができます。

仕事以外の要因―家庭内での育児や介護など

30代以降の方は〝ライフイベント〟が増えてくるので、この要因をよくチェックする必要があります。ライフイベントとは、大切な人との死別や離縁、介護、結婚、出産など、人生に大きな影響を与える出来事のことです。私たちは、ライフイベントに適応するために心身のエネルギーを使います。悲しい出来事だけでなく、結婚などの喜ばしい出来事であったとしても、心身に多大な影響を及ぼします。

今回、Aさんとのカウンセリングでは、仕事以外の要因に関する話は出ませんでした。みなさんが職業性ストレスモデルを使って悩みを整理する際には、プライベートな場面でエネルギーを消費している出来事がないかも、よくチェックしてみましょう。まずは、客観的に把握することが大切です。

緩衝要因―仲間や家族が支えてくれるなど

この要因は、首尾一貫感覚でいう〝処理可能感〟に関係してきます。あなたを応援してくれる存在は、あなたの〝資源〟です。Aさんは、相談した相手に「気にしすぎ」と言われたと嘆いていましたが、少なくとも話ができる相手はいることになります。今回の件について上司にも相談してみるということでしたが、上司などにサポートしてもらえたら心強いのではないでしょうか。

――Aさんの結果

Aさんは、首尾一貫感覚を意識した質問への回答、職業性ストレスモデルを使った現状把握によって、自分にとって〝嫌なこと〟を掘り下げて考えることができました。彼女の嫌なことというのは、表面的には先輩との人間関係ですが、「もっと成長できるところに身を置きたい」と言っていたように、自身の成長を阻まれることがもっとも〝嫌なこと〟でした。

職業性ストレスモデルの横軸（個人的要因、仕事以外の要因、緩衝要因）を考えていくと、人生の背景のようなものが見えてきます。それは、把握可能感や処理可能感のチェックにもなります。Aさんは、カウンセリングを通じて、先輩との人間関係について、然《しか》るべき人に相談してみる必要があることに気づきました。然るべき人とは、その先輩の先輩にあたる人や上司など、その先輩に対して意見できる人になります。

　職場によっては、先輩や上司に相談しにくい関係や雰囲気があると思います。しかし、ストレッサーが明確でストレス反応が出現しているような場合は、まずは上司に〝相談してみる〟という選択をしてください。なお、上司がストレッサーである場合は、上司の上司にあたる人や人事部などに相談してみましょう。上司などに相談することで会社側の対応がわかり、具体的な対策や計画を立てることができます。

　Aさんは、先輩の指示が気分で変わるためで仕事がやりにくいこと、この件で悩んで心身に影響が出ていることなどを上司に相談しました。上司はAさんが悩んでいることについて共感してくれて、気づけなかったことに対して謝罪したそうです。ペアについては、そのあり方やペアのチェンジなどを早急に検討することになりました。

　上司に相談する、という一歩を踏み出したAさんは、「環境を変えていくには、自ら勇気を出して然るべき人に相談することが大切だとわかりました」と言っていました。

ポイント

◎「職業性ストレスモデル」の縦軸でこれまでを時系列化し〝今〟の状態を把握する
◎「職業性ストレスモデル」の横軸でストレス反応に影響を与える要因を掘り下げる
◎現状をしっかり把握したうえで、環境を変えるための一歩を踏み出してみる

認知行動療法で「物事のとらえ方」を修正する

つづいて、Bさん（37頁）の相談内容を事例として**「物事のとらえ方」**を修正することについて学んでいきましょう。Bさんの相談は次のような内容でした。

――Bさんの相談内容

私は、毎週月曜日の会議で進捗状況を発表します。ときには冗談も飛び交う和やかな雰囲気の会議なのですが、自分が発表する時間が地獄の苦しみです。高校時代にみんなの前で発表をしたとき間違えてしまい、教師から「そんな簡単なことがわからないの」と言われたことがあります。それ以来、人前で話すことが〝恐怖〟になっているのです。

人前に立つと誰でも多少の緊張感はありますが、私の場合は「あがる」を超えて、頭が真っ白になり、大量の汗をかいてしまいます。会議でその様子を見た上司は、「そのうち慣れてくるから頑張ってね」と励ましてくれましたが、上司をはじめ会議の参加者は私の発表を心の中では笑っているのだと思います。私は会議を重ねるごとに、慣れるどころか緊張感が強くなり、会議が近くなると腹痛を起こすようになりました。こんな弱い自分が情けないです。どうしたらよいでしょうか。

Bさんが悩んでいるのは、人前で発表することに大きな苦痛を感じ、そのストレスが腹痛など身体面にも現れていることです。Bさんは、発表前から「失敗したらどうしよう」という不安に飲み込まれ、頭が真っ白になる状態で、「社交不安症」の可能性もあります。首尾一貫感覚の観点からは、「把握可能感」が低いといえます。

第1章では、「把握可能感」の高め方や「完璧主義」の手放し方についてお伝えしましたが、社交不安症のような症状で悩んでいる人は少なくありません。Bさんほどの状態にならなくても、人前で話したり、初対面の人と交流したりすることに強い不安を感じると相談に来る方は多くいます。彼らには、他者からの評価に対する〝不安〟がありますが、「社交不安症」か否かは、この不安が日常（職業）生活にも影響を与えるほどかどうかによります。

医師から「社交不安症」の診断が出るかどうかは別として、〝他者からの評価〟に強い不安を抱いていると、さまざまな場面で生きにくさを感じるのではないでしょうか。しかし、不安の対象である**〝他者からの評価〟というのは、多くの場合は〝客観的な評価〟ではなく、本人のネガティブな〝想像〟**です。つまり、**物事のとらえ方（＝認知）が歪《ゆが》んでいたり、偏っていたりする**ことが多いのです。

Bさんの事例で考えてみましょう。

Bさんは、自分のプレゼン中に他の社員がなにか話しているのを見ると「大量に汗をかいている自分を笑っている」、ほおづえをついている社員を見ると「つまらないと思っている」などと解釈（＝認知）しては落ち込むということでした。このような、出来事に対して瞬間的に思い浮かぶ認知を**「自動思考」**と言います。自動思考には人それぞれに**クセ（＝認知パターン）**があるといわれています。

Bさんは「自分をつらくする考え」がクセとして固着し、ネガティブな感情や消極的な行動に繋がっているようでした。これは、認知の歪みや偏りがある状態です。認知の歪みなどがあると不快な感情が沸き起こり、対人関係にも悪影響を及ぼします。

Bさんは、次のような状態になっていると考えられます。

◎出来事……私のプレゼン中に社員同士がなにか話していた
◎自動思考（とらえ方）……大量に汗をかいている姿を笑われている（バカにされているなどと解釈）
◎感情……不安や悲しみ、怒りといったネガティブな感情が沸き起こる
◎行動……なるべく発表しないで済むような消極的な行動をとるなど

このようなとらえ方や行動をくり返しているうちに、発表前の「失敗したらどうし

よう」という不安は固着していき、似たような場面になると極度の不安を感じるようになっていきます。

社交不安症やうつ病などの傾向がある人は、認知の歪みや偏りがあるといわれています。そのような傾向がない人でも、自分に自信がないときや疲れているようなときに、物事をネガティブに解釈していた経験を多くの人が持っています。

認知の歪みなどに対しては、物事を多方向からとらえるトレーニングである「認知行動療法」が有効です。

認知行動療法は〝認知療法〟と〝行動療法〟を合わせたものですが、世界中の多くの研究結果から、認知行動療法がうつ病の治療に有効であることがわかっています。うつ病などに罹患していない人であっても、認知行動療法を知っているとストレスマネジメントに役立ちます。

認知行動療法では、〝自分をつらくするとらえ方〟(認知の歪みや偏り)が、客観的・現実的に適切なものなのかどうか考え、他の考え方や可能性にも気づけるようにして、認知の歪みなどを修正していきます。

Bさんの場合、

◎出来事……私のプレゼン中に社員同士でなにか話していた
◎とらえ方（自動思考）……大量に汗をかいている姿を笑われた（バカにされたなどと解釈した）

ということですが、他のとらえ方についても考えてみます。

別のとらえ方として、

◎可能性A……社員は別の話をしていただけかもしれない
◎可能性B……大量に汗をかいている自分に驚いたり、心配したりしていたのかもしれない

このような可能性もあるととらえ直してみると、

◎感情面……感情が波立たなくなる
◎行動面……変に緊張しなくなり、発表の機会があればやってみようという気持ちになる

となります。

認知行動療法で、自分の認知とは違う別の可能性があると考えてみることで、「大量に汗をかいているのを笑われた」以外の〝認知〟があることに気づきます。このように認知を変えていくことで、ネガティブな感情に支配されなくなり、行動面も良い方向に変わっていきます。

では、図A〜Dで「認知行動療法」のトレーニングをしていきましょう。

まず図Aを見てください。ここでは、自分の気持ちをつらくする〝考え方のクセ〟を修正していく方法をお伝えします。

〝上司にメールをしたのになかなか返信がない〟という出来事があったとします。みなさんは、このような出来事があったとき、咄嗟《とっさ》にどのような考えが頭に浮かびますか？

図の上の人は「私は上司に嫌われている」、下の人は「上司は忙しいのだろう」という考えが、それぞれ浮かんでいます。このような自動思考は、心の奥にある自分自身のイメージや価値観と繋がっていて、考え方のクセと連動していることが多いです。

自分に自信がなく、他者からの否定を恐れているような人は、メールやLINEの反

図A：認知行動療法

認知行動療法の代表的な方法は、「気持ちをつらくする考え方のクセ」を修正することです。

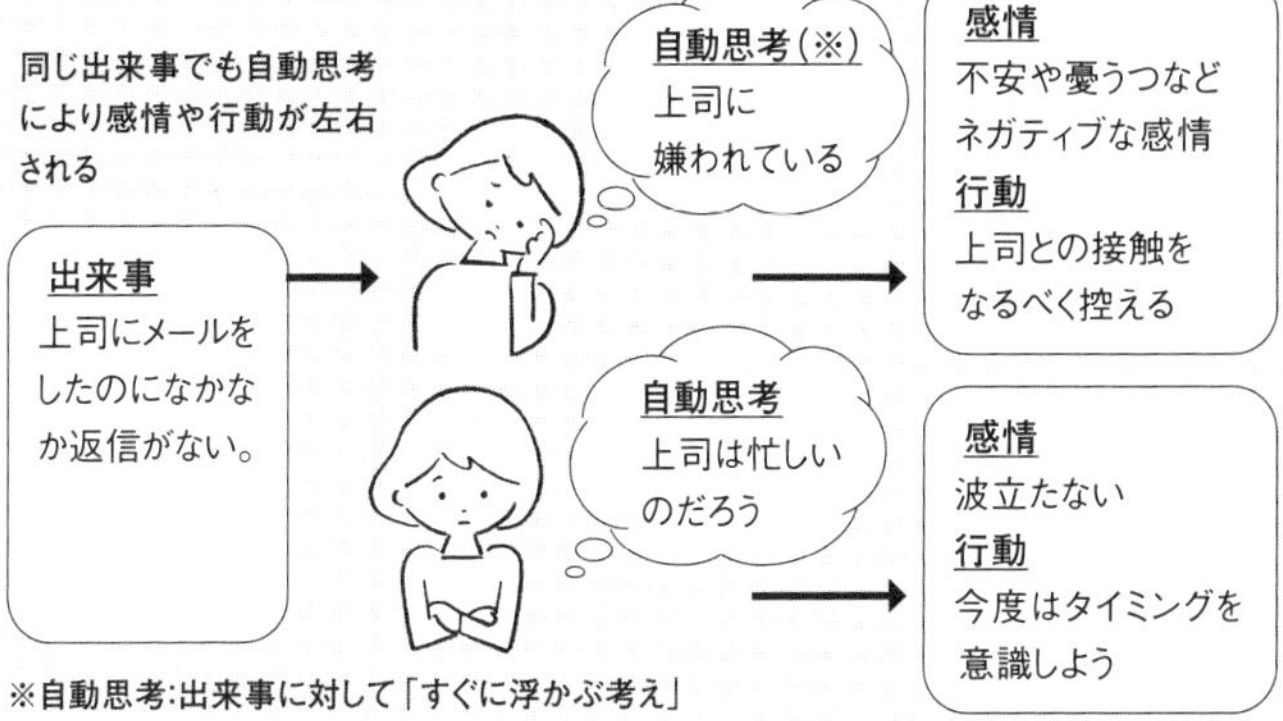
同じ出来事でも自動思考により感情や行動が左右される
出来事
上司にメールをしたのになかなか返信がない。
自動思考(※)
上司に嫌われている
感情
不安や憂うつなどネガティブな感情
行動
上司との接触をなるべく控える
自動思考
上司は忙しいのだろう
感情
波立たない
行動
今度はタイミングを意識しよう

※自動思考:出来事に対して「すぐに浮かぶ考え」

応がすぐ得られないようなときには「嫌われている」という自動思考が浮かびがちです。このような自動思考は、自身のネガティブな想像によるものが多く〝歪んだ自動思考〟といわれています。

　続いて図Bでは、〝自分の気持ちをつらくする考え〟の修正方法と、それによる効果などを見ていきたいと思います。いろいろな出来事に対して、〝自分の気持ちをつらくする考え〟ばかりが浮かぶようであれば、それが自身の考え方のクセだということです。

　このような考えは〝歪んだ自動思考〟ということになりますが、認知行動療法による修正をくり返すことによって、現実的な

図B：認知行動療法の効果

上司にメールをしたのになかなか返信がない

歪んだ自動思考　　　　現実的な自動思考

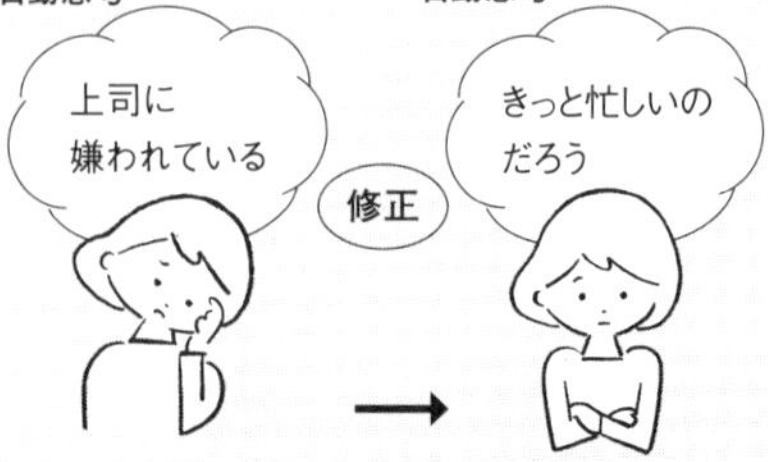
上司に嫌われている
修正
きっと忙しいのだろう

現実的な自動思考（＝適応的認知）に修正することでネガティブな気分に支配されない

◆ポイント◆
“嫌われた”という自動思考はつらい感情を生み出す原因の1つ。
“忙しいだろう”という現実的でバランスのよい自動思考に修正してみる。
自動思考の修正後“気分”や“感情”はどう変化しましたか。

自動思考に変えていくことができます。たとえば、「上司に嫌われている」という歪んだ自動思考が浮かんだら、もう一人の〝客観的に考えることのできる自分〟に「（嫌われている）以外に、他の可能性はない？」と自身に対して質問を発してもらいます。そうすると図のように「（上司は）きっと忙しいのだろう」という考えが浮かぶ可能性も出てきます。

現実的な自動思考は、どちらでしょうか？　歪んだ自動思考では、図Aのようにネガティブな感情に支配され、行動も消極的になってしまいます。

図Cでは、実際にトレーニングをしてみましょう。空欄に、なにか思い当たる〝出

図C：認知行動療法トレーニング

認知行動療法の代表的な方法は、「気持ちをつらくする考え方のクセ」を修正することです。

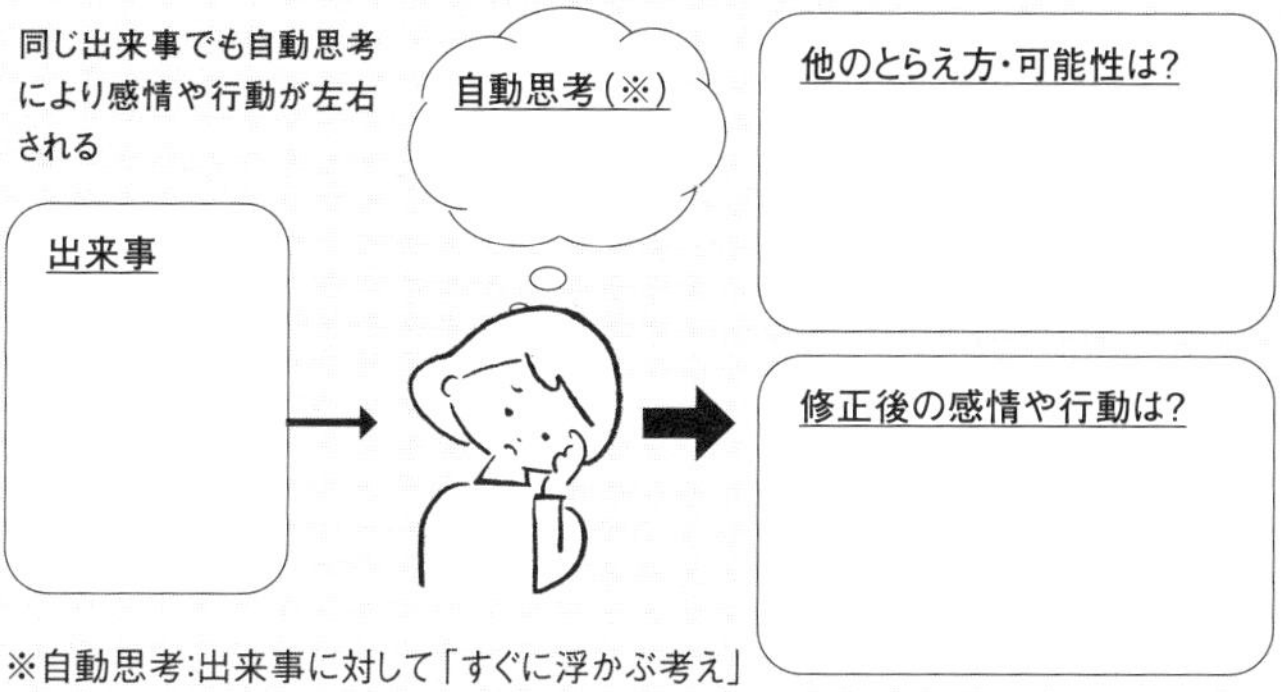

※自動思考：出来事に対して「すぐに浮かぶ考え」

来事〟と、その出来事に対する自動思考（すぐに浮かんだ考え）を記入してください。その自動思考が、あなたにとってつらい考え方（歪んだ自動思考）だった場合は、他のとらえ方・可能性を考えて記入してください。ここでの注意点は、歪んだ自動思考をポジティブにするのではなく、現実的で客観的な自動思考に修正していくことです。修正後、感情や行動はどのように変わったか（変わりそうか）も記入します。

　図Dは、歪んだ自動思考を生み出すパターンのご紹介です。参考になさってください。

　その後、Bさんは心療内科で社交不安症

図D：歪んだ自動思考を生み出すパターン

つらい気分を生み出す自動思考には、10種類の特有のパターン（＝「推論の誤り」）があることがわかっています（アーロン・ベック）。事実をそのままとらえるのではなく、誤った推論をすることで、歪んだ自動思考が頭に浮かんでしまいます。このパターンを理解することは、自分の自動思考の歪みに気づくことに繋がります。

うつ病などになりやすい代表的なパターンをご紹介します。

◆白黒思考
物事を白か黒で考える完璧主義者。100％うまくいかなければ終わりと考える
小さなミスを指摘された→完璧にできない自分は価値がない

◆過剰な一般化
1つでも良くないことがあると、それを例外的なことと思えず、一般的なことと思い込む。“みんな”“絶対に”などが口癖
気になる人にメールをしたが返事がない
→自分を好きになる人なんてどこにもいない

◆すべき思考
自分で厳しく設定した“～でなければならない”ルールがある。この基準を他者にあてはめると、その通りに行動しない相手に対して怒りを感じる
→結婚したら休みは家族と過ごすべきだ

◆マイナス化思考
良いことであっても悪いほうへと解釈する。悪い面には敏感で良い面には鈍感
試験に合格→他の人はもっと短い時間で合格するなどと思う

◆レッテル貼り
ネガティブな自己像をつくりあげ、自分をそこにあてはめ落胆する
お客様に叱責された→私は人に嫌われるタイプだ

◆結論の飛躍（心の読みすぎ）
物事に対し無意識のうちに最悪の結論を予測し、落胆する
上司が自分を探していたと聞く→一気にリストラ宣告とまで思い詰めてしまう

参考文献：福井至、貝谷久宣監修『図解 やさしくわかる認知行動療法』ナツメ社、58～61頁

の診断が出ました。社交不安症の治療では、不安そのものをなくすというよりは、不安と上手に付き合っていくことを目指します。

上司に相談したところ、Bさんは、当分は会議での発表を担当しないことになりました。しかし、Bさんは〝不安〟のメカニズムを理解したことで、徐々に人前で話すことに慣れていきたい、ゆくゆくは会議できちんと発表できるようになりたいという前向きな気持ちに変わってきました。現在は、認知行動療法を意識しながら、不安とうまく付き合っていく方法を模索しています。

ポイント

◎認知行動療法で、自分をつらくする「とらえ方」を知る
◎別のとらえ方をする可能性を探ってみる

相手を不快にさせず自分の意見を伝える
Iメッセージを習得する

Cさんの相談（43頁）を使って「伝え方」について学びましょう。
まずは、Cさんの相談内容の概要です。

――Cさんの相談内容

異動先の部署には、大学時代の先輩がいて、ペアを組むことになりました。先輩は、〝いじりやすい〟人をターゲットにして、周りを笑わせるという人で、おとなしい性格の私はよくターゲットにされていました。

異動してから、また先輩の〝いじり〟が始まり、とても不快で、仕事がやりにくいのです。同僚に相談すると、先輩と私の関係は、面倒見のいいリーダーが昔なじみの後輩を可愛がってフォローしているという構図になっていて、周りからは愛ある〝いじり〟に見えるそうです。

さらに困っているのは、私がまとめた企画やアイディアを先輩に話すと、「この企画は俺がブラッシュアップする」などと言って持っていってしまい、しばらくすると少しアレンジされて、先輩がメインで考えた企画として会議に出てきたりすることです。上司が先輩を褒めると、私は複雑な心境になりますが、なにも言えずにいます。そんなとき先輩は、「俺に任せておけば間違いないだろう」などと言ってきたり、悪気があるのかどうかわかりません。

今は自分の運のなさにガックリきているところで、転職まで考えています。

Cさんが悩んでいるのは〝いじり〟と、自分のアイディアや企画を先輩が持っていってしまうことです。先輩に悪意があるのかどうか読みにくいこと、Cさんが先輩に対して自分の意見や感情（どう思うか）を伝えられていない点が、二つの悩みに共通しています。先輩にCさんを傷つけている自覚があるかどうかわかりませんが、彼女は傷ついて転職まで考えています。Cさんは、きちんと自分の気持ちや考えを先輩に伝える必要があります。〝きちんと伝える〟というのは、相手を不快にさせず、しかも自分の意見を伝えるということです。

第1章では、そのような伝え方の方法として「私は」を主語にするIメッセージをご紹介しました。
　みなさんも次のIメッセージのトレーニングをぜひお試しください。

　他者の言葉が自分に対する攻撃のように感じられるとき、「あなたは……」という主語が隠れていることが多いです。つまり、このようなYOUメッセージの裏には、相手の本音が隠れています。

例：「この商品、高いですね」
（裏〈本音〉＝この商品にこの金額の価値があるとは思えない）

　では、この言葉をIメッセージに変換するとどうなりますか？

Iメッセージ：「この商品は少々高いような気がするのですが、ポイントとなる点を教えていただけたら幸いです」

　では、みなさんも次の言葉から考えてみてください。

※回答例をつけましたが、あくまでも一例です。

Iメッセージ　トレーニング

★ Iメッセージ：主語は「**あなた**」ではなく「**私**」に
他者との会話がとげとげしいと感じる場合、そこには「あなたは……」という主語が隠れていることがあります。
次の言葉には、どのような裏がありそうでしょうか。また、Iメッセージに変換するとどうなりますか?
例：「この商品、高いですね」（裏＝この商品にこの金額の価値があるとは思えない）
Iメッセージ：この商品は少々高いような気がするのですが、ポイントとなる点を教えていただけたら幸いです。

トレーニング1
「また間違えたの?」（裏＝こんなに簡単なことを何度も間違えるなんてどうかしていると思う）
Iメッセージ：

トレーニング2
「まだ食べているの?」（裏＝　　　　　　　　　　　　　　　　　　　　　　　　　）
Iメッセージ：

例：「また間違えたの？」
（裏〈本音〉＝こんなに簡単なことを何度も間違えるなんてどうかしていると思う）

Iメッセージ：
回答例：「何度もミスしているみたいで今日は体調が良くないのかな。（私は）心配です」

身近に起こったことでYOUメッセージの例を考え、Iメッセージに変換してみましょう。

YOUメッセージ：
（裏〈本音〉＝

※他人から言われたことであれば、その人の本音を想像してください）

Iメッセージ‥

相手の攻撃を誘う態度をとっていないか

さて、Cさんのケースに戻りたいと思います。Cさんには、もう一つ意識してもらいたい大切なポイントがあります。

Cさんのような人は、周りの人から誤解されてしまうということです。そのことは、Cさんの「先輩の私への〝いじり〟が始まりました。同僚に相談しましたが、周りからは愛ある〝いじり〟に見えるそうです」という言葉から読み取れます。

Cさんは、先輩からの〝いじり〟と称される不快な言動に対して、上下関係があることから反撃せず（できず）、愛想笑いのような表情をしていた可能性が高いでしょう。しかし、いじられていながら笑っているような表情をしていると、Cさんはその状況を嫌がってはいないと周りの人は解釈してしまいます。

私たちには、**自分の中に矛盾する二つの認知を抱えて不快な心理状態になったとき、不快な状況を都合よく解釈して正当化を試みるという心理**があります。この不快な心理状態は、アメリカの社会心理学者フェスティンガー（1919〜1989）が提唱した「認知的不協和」と呼ばれるものです。

認知的不協和は、Cさん本人にも、Cさんと先輩のやり取りを見ている周りの人にも生じていると考えられます。Cさんは、先輩に不快なことは言われたくない、しかし一方で我慢しなければならないという状況に陥ったとき、「自分は後輩だから仕方ない」とか「先輩だから機嫌を損ねてはいけない」と解釈することで、認知的不協和を解消していたのではないでしょうか。Cさんのようなタイプは、自分さえ我慢すれば……と自分の気持ちを押し殺すようなところがあります。それは、場の雰囲気を壊したくない、先輩を怒らせたくないという心理からきています。

しかし、このような態度は、**「私にはなにを言ってもいい」というサイン**に受け取られる可能性があります。なにを言われても相手の機嫌をとっているように見えることから、相手の攻撃を誘っている可能性もあるのです。Cさんは、このような関係性に決して慣れてはいけません。

周りの人は、Cさんがいじられている、しかし嫌だったとしても後輩だから言い返しにくいだろうという状況を認識したとき、「Cさんは本心では嫌がっていない」「Cさんはこういう〝いじり〟を受け入れられるキャラなんだ」などと解釈することで、認知的不協和を解消しています。人は、自分が納得いくように物事を歪めて解釈してしまうところがあるのです。

賢く「NO!」を突きつけて反撃する

Cさんはどうしたらよかったのでしょうか。

自分が望まない状況に陥ったら、その場の雰囲気を壊してでも〝反撃〟に出なければいけません。

冗談であっても人を侮辱するような相手は、その人を大切に思っていません。なぜ、つらい思いをしてまで、そのような人の機嫌をとらなければいけないのでしょうか。

反撃のライン（＝ここから先には立ち入らせないという一線）を、あらかじめ自分で決めておきます。たとえば、私の場合は、人格や仕事、自分が大切に思う人を侮辱されたら〝反撃〟に出ることにしています。反撃のポイントは、賢く「NO！」を突きつけることです。

◎愛想笑い、ヘラヘラ笑うなどの気弱そうな表情をしない↓そういった表情をすると、相手は嫌がっていないと解釈します
◎感情的な反論をしない↓相手は、あなたの感情的な反応を見たいのです
◎一呼吸置いたあとに真顔の表情をつくり「それはどういう意味でしょうか？」、相手の言ったことを要約して「〜という意味でおっしゃったのですか？」と聞く↓一呼吸置くことで相手のリズムを崩します。そして、相手が人を傷つけようとして発した言葉であることを周囲に知らしめます
◎それでも相手が攻撃をやめないようであれば「今の言葉にとても傷つきました」と神妙な口調で言い、その場から去る↓これは最後の手段として取っておくといいでしょう

どの方法であっても気を付けなければならないのは、動揺した様子や過剰な反応を見せないことです。そのためには、早口にならないことや間を設けることなどを意識するとよいでしょう。

みなさんも、賢く「NO！」を突きつけるために、次のことを準備しておくといいでしょう。

①あなたの〝反撃〟の一線をどこに設けるか、決めておく
②攻撃に対して、どんな表情や声で対応するかも決めておく
③「相手から一撃目がきたときのイメージトレーニングをしておく。その際にいくつかのパターンを決めておいて、状況や相手に応じて使い分けられるとなおいいと思います

例：①闘う：「それはどういう意味でしょうか？」と聞き返す

②逃げる：「今の言葉、傷つきました」と言って、その場を去る

イメージトレーニングでは、実際に台詞や表情、声色、スピードなどを動画などで撮ってみたり、鏡で練習したりしてみてください。咄嗟のときでも、対処法がわかっていることで把握可能感が高められ、その場の状況を客観的に分析できる力が身につくようになります。

存在価値のある人間が雑に扱われるのはおかしい！と認識する

――その後のCさん

これまでCさんは、先輩からの〝いじり〟に限らず、不快な場面であっても、不快な思いを表に出さないようにしてきたということでした。その理由について考えてもらったところ、相手の機嫌を損ねたくない、嫌われたくないなどという思いがあったことがわかりました。その思いについて掘り下げていくと「自分に自信がない」とい

う自己肯定感の低さに行きつきました。心のどこかで、攻撃されて受け入れる自分にしっくりきているのです。

Cさんのような反応をしてしまう方は、まず、このことに気づく必要があります。そして、**自分は存在価値のある人間で、このような扱いを受けるのはおかしい！**と思っていただきたいのです。最初は、心からそう思うのは難しいかもしれません。まずは反撃を「演じる」だけでもいいのです。「演じる」は立派な体験です。体験を積み重ねていくうちに自分自身の意識が変わっていきます。自分を大切にできる人になりましょう。自分を大切に思える人は、他人から雑な扱いを受けることは少ないはずです。

Cさんは、少しずつですがIメッセージを使ったり、反撃をしたりすることで自分自身の尊厳を取り戻しつつあります。先輩の態度も変わってきたということです。

ポイント

◎「この人にはなにを言ってもいい」と思われるような態度はやめる
◎「反撃」のラインを自分で決めて、賢く「NO！」を突きつける

―◎実際に声に出すなどして、普段からイメージトレーニングをしておく―

「JDCモデル」で「働く意味」「働きがい」を考える

Dさんの相談内容（49頁）を参考にして、「働く意味」について考えます。

まずは、Dさんの相談内容の概要です。

私は、ある有名ヘアサロンの店長でしたが、〝スタッフ全員が主役の助け合うチーム。全国展開の夢に向けて挑戦しよう〟というオーナーのスローガンに共鳴し、今のサロンの店長に転職しました。自分が成長していく機会を得たいという思いもありました。

店が成長していくと、スタッフの負担は増え、退職者も出始めました。私はオーナーに、人員を増やしてほしいこと、店に顔を出してほしいことを訴えましたが、「余計な口出しはするな」という反応でした。私は「オーナーは、今は必死になっていて、周りが見えなくなっているだけだ」と考え乗り切っていましたが、あるときスタッフにコロナ感染者が出たことを電話で伝えたところ、「どうしてくれるんだ」と怒鳴られ、「店長の代わりはいくらでもいるんだ」と言われました。

私は今、このサロンで働きがいを見出して自分は成長できるのか疑問に思い始めています。私が一番傷ついているのは「店長の代わりはいくらでもいる」と言われたことで、今でも頻繁にその言葉が頭の中に蘇ってきます。オーナーの掲げたスローガンも嘘っぽく思え、仕事のモチベーションが上がらない状態です。

Dさんは、オーナーの掲げたスローガンや人柄に共感して頑張ってきたものの、事業が拡大してきたとき、オーナーの言動から「この人についていっていいものか、このサロンで働きがいを見出して自分は成長できるのか」と疑問に思い始めました。

第1章では、働きやすい職場か否かを測る「ＪＤＣモデル」をご紹介しました。みなさんの職場はどうでしょうか。１４６頁を参考にチェックしてみてください。

健全な職場の条件とは？

みなさんの職場のストレスは、どうでしたか？

Dさんの職場は、もっともストレスが高い〝高ストレイン群〟に該当していました。そのことについてDさん自身は、「人手不足でみんな忙しく、スタッフは本当に大変だったと思う。私は店長でありながら、自分でコントロールできることが少なく、スタッフを幸せにできなかった。ストレスの大きい職場だと思う」と振り返っていました。さらに、自分に裁量権があれば、もっとスタッフ一人ひとりの個性を活かしたチームづくりができたのに、とも話していました。

健全な働き方ができる職場は、要求度とコントロール度のバランスが保たれている職場です。「要求度」というのは、会社や上司から求められる仕事量やクオリティのことです。要求された仕事に応えたり、挑戦したりするなかで、適度なコントロール度つまり「裁量権」（ある程度、任せてもらえて自分で仕事のやり方などを決められる）があ

仕事の要求度—コントロール度モデル（Job Demands-Contorol model）

このモデルでは、職場ストレッサーとして、仕事の要求度（ノルマが厳しい等）とコントロール度（自分で仕事の順番・やり方を決めることができる等）の2要因が想定される。この2要因が職場の活動水準やストレス反応に影響すると考えられる。

職場ストレスのモデル（要求度ーコントロール度モデル, Karasek）

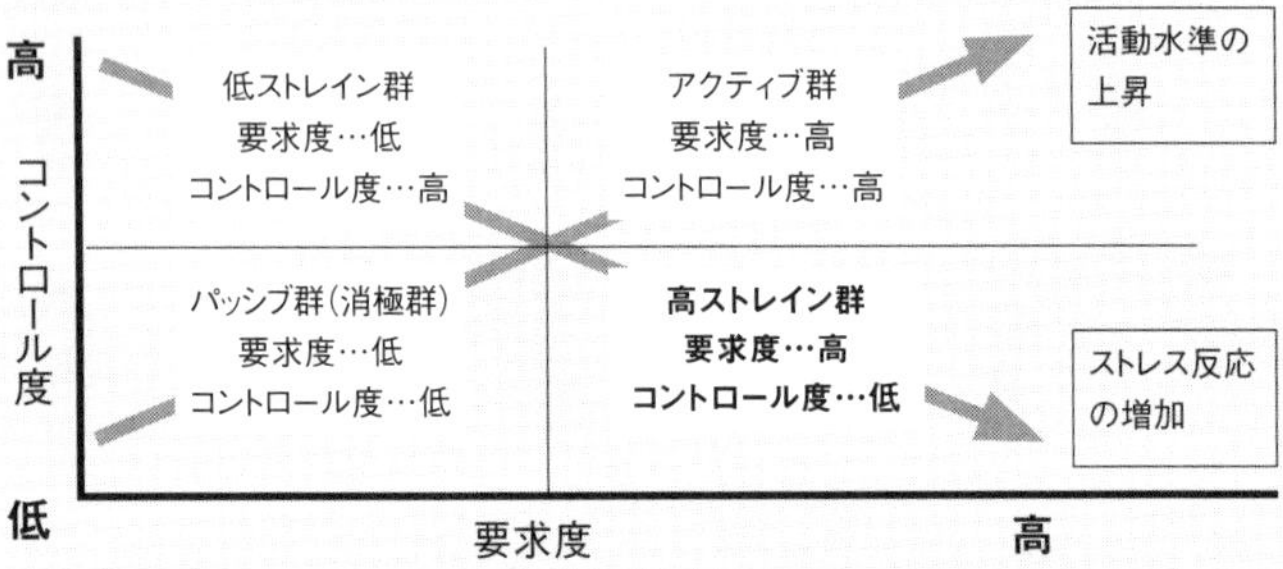

特徴など

仕事におけるコントロール度に比べて要求度が高いほど、ストレス反応（ストレッサーからくるイライラ感や体調不良、欠勤など）が生じやすいといわれています。

・アクティブ群（要求度…高／コントロール度…高）：活動水準がもっとも高く、生産性も高いです。ストレッサーが適切なレベルにあるときは、良い刺激となって良好なパフォーマンスを発揮できます。

・高ストレイン群（要求度…高／コントロール度…低）：抑うつ感をはじめとするストレス反応がもっとも高いとされています。

・低ストレイン群（要求度…低／コントロール度…高）：仕事の要求度が低いため適度な刺激が足りず、少し退屈に感じるケースが多いかもしれません。余裕があれば、新たな企画を提案するなどするとよいかもしれません。

・パッシブ群（要求度…低／コントロール度…低）は、コントロール度も仕事の要求度も低い状態のため消極的な状態です。自分ができること、挑戦してみたいことを考え、上司に相談してみるなどの働きかけが必要でしょう。

出典：小杉正太郎編著『ストレス心理学—個人差のプロセスとコーピング』（川島書店）180頁より一部改変

ればモチベーションが高まります。

ＪＤＣモデルでは、やりがいを保ちつつパフォーマンスを発揮できるのは、「要求度」と「コントロール度」の両方が高い状態のときだといわれています。それは、「あなたならもっとたくさんの仕事ができるし、より高いクオリティを出せるだろう」と会社や上司から期待されている状態で、かつ期待に応えるために必要な裁量権を与えられている状態です。

首尾一貫感覚でいえば、会社（上司）からの〝期待〟に応えたいと思えて「有意味感」（どんなことにも意味がある）が高まっている状態です。また、期待された結果を出すために必要な裁量権を与えられて、今後の見通しが立ち「把握可能感」（だいたいわかった）や「処理可能感」（なんとかなる）が高まっている状態でもあります。結果を出しやすい環境がそろった状態だといえます。

パフォーマンスの高い結果を出すには、これまでの枠やしがらみを超え、新しいことに挑戦・着手することが往々にして必要となります。しかし、ある程度の職位でありながら、なにかを始める際に予算内であってもいちいち上司の許可を取ったり、稟《りん》議書《ぎしょ》を回す必要があったり……ということであれば、モチベーションが下がっていくのは想像に難くありません。このような組織は、実力とやる気を兼ね備えた社員の「働きがい」や「成長の機会」を奪いかねず、首尾一貫感覚が育たない職場になってしまうのです。

ポイント

◎職場の状況を「JDCモデル」で確認してみる
◎健全な働き方ができるのは「要求度」と「コントロール度」が適度に高い職場
◎そのような職場では、会社からの期待に応えたいと思えて「有意味感」が高まり、裁量権が与えられて今後の見通しが立ち「把握可能感」「処理可能感」が高まる

ストレッサーを「なぜ」で掘り下げて考える

これまで私は、現在の職場に疑問を感じ転職や退職を考えている多くの人たちの相談に乗ってきました。転職や退職は、タイミングやマインドさえ間違えなければ、新たな可能性として良い選択肢になり得ます。たとえば、ある仕事を極めたいという意志が明確になってきたが、今の職場ではそのためのスキルが身につかないというとき、転職や大学院進学などの道を選ぶことはポジティブな転職・退職といえるでしょう。

では、ネガティブな転職・退職とはなんでしょうか。ここでいうネガティブな退職とは、職場のストレッサー（人間関係や仕事内容など）が原因で、とにかく職場を去るために転職や退職をすることです。

このように職場を去ることを一番の目的としている人には、**ストレッサーを「なぜ」で掘り下げて考えてもらう**ようにしています。

私は、オーナーとの人間関係がうまくいかないと訴えるDさんに対して、「なぜそのように思うのですか？」と問いました。その回答は「オーナーは私が意見すると不快な態度をとるようになったからです」という表面的な内容で深掘りする余地があったので、「なぜ」の問いかけを続けていきました。回答に深掘りできる余地がある間は、クライアントはモヤモヤしたものを抱えているからです。

「なぜオーナーはDさんが意見すると不快な態度をとると思いますか？」と質問したところ、「私は黙って指示に従っていればいいと考えているからだと思います」という回答が出てきました。Dさんは、ここで初めて自分が（オーナーから）大切にされていない、つまり、認められていない・必要とされていないことに対してモヤモヤしていたことに気づいたのです。

このように「なぜ」で掘り下げていく過程は、**この環境をなぜ自分はストレスと感じたのか、心の奥にある理由や感覚を知るために必要**です。この理由を突き詰めることなく会社を辞めてしまうと、次にまた似たような状況になったとき、同じような理由で退職することになるからです。「自分にとって大切にされていないとは具体的にどういうことを指すのか」「職場や上司などから大切にされたり尊重されたりするために自分が組織に貢献できることはなにか」と掘り下げて考えることで、ポジティブな転職・退職に繋がっていきます。

組織で「大切にされている」と実感できているか

組織で働く人は、**「自分は大切にされている」と実感することが有意味感を高めるうえで非常に重要**です。人は、自分が大切にされていること、必要とされていることを実感すると、その思いに報いたい、貢献したいと思うものです。ネガティブな理由で職場を去る人のほとんどは、「この仕事（職場）に意味を見出せなくなった」という類いのことを話しますが、その背景には「一生懸命尽くしたのに組織は自分を認めてくれなかった、大切にしてくれなかった」という気持ちがあります。

企業は、モチベーションやパフォーマンスが高い社員を望むのであれば、彼らに「有意味感」を感じてもらう必要があります。そのためには、雇用主や上司は「あなたの働きで助かっている」というメッセージを出す必要があるのです。

「有意味感」が低くなる職場の特徴とは？

あなたは、職場でどのような〝有意味感〟を感じていますか。また、上司であれば、部下に有意味感を高めてもらえるような工夫をしているでしょうか。

ここでは、有意味感が低くなりがちな職場環境の事例を見ながら、なぜ有意味感が低くなるのか、掘り下げていきます。また、問いから学んだことについても考えてみてください。職場環境を「有意味感」の視点から考えていくことで新しい発見があります。

プロジェクトリーダーに指名されたにもかかわらず、自分で仕事のやり方や順番などが決められず、いちいち上の許可がないとなにも進められない状態（裁量度が低い状態）を思い浮かべてください。

問い：あなたがこういう状況に置かれた場合、どんなふうに思いますか？
↓回答：自分は信頼されていないのかと思う

問い：その後、どういう気持ちになっていくでしょう？
↓回答：プロジェクトに対する誇りや愛着をなくし「なんのために……」と思い始め、
　働く意味が見えなくなる

問い：「有意味感」の観点から、この状況から気づくこと・学べることは？
↓回答：ある程度のことを任せてもらえないと〝リーダー〟としての自信や誇り、モチベーションをなくしていくもの。プロジェクトに本格的に着手する前に、リーダーの権限はどこからどこまでで、その範囲で自分ができることはなにかについて、責任者と精査、共有していく必要がある。また、自分が部下に仕事を任せるときは、部下の〝有意味感〟を意識することが必要と感じた

※ここからは自身の回答を入れていただき、あとの頁で回答例を紹介します。

①会議で意見を述べても相手にされなかったり、興味がなさそうな態度をとられたりする状況を思い浮かべてください。
問い：あなたがこういう状況に置かれた場合、どんなふうに思いますか？
↓回答：
問い：その後、どういう気持ちになっていくでしょう？
↓回答：
問い：「有意味感」の観点から、この状況から気づくこと・学べることは？
↓回答：
②最近、会社が合併してトップが入れ替わったが、会社のスローガンや目標、トップの考え方などに賛同できない。
問い：あなたがこういう状況に置かれた場合、どんなふうに思いますか？

↓回答

問い：その後、どういう気持ちになっていくでしょう？

↓回答：

問い：「有意味感」の観点から、この状況から気づくこと・学べることは？

↓回答：

以下は回答例です。参考にしてみてください。

①会議で意見を述べても相手にされなかったり、興味がなさそうな態度をとられたりするような状況を思い浮かべてください。

問い：あなたがこういう状況に置かれた場合、どんなふうに思いますか？

↓回答：尊重されていないと思いネガティブな感情になる

問い：その後、どういう気持ちになっていくでしょう？
↓回答：自分が会議に参加する意味はあるのか、時間の無駄ではないかという気持ちになる

問い：「有意味感」の観点から、この状況から気づくこと・学べることは？
↓回答：会議などですべての意見が褒められたり、反映されたりすることはない。しかし、参加者が考えて発言したことに対し、（特に上の者が）興味のなさそうな態度をとると、会議に対する有意味感が低くなるのではないか

②最近、会社が合併してトップが入れ替わったが、会社のスローガンや目標、トップの考え方などに賛同できない。
問い：あなたがこういう状況に置かれた場合、どんなふうに思いますか？
↓回答：立場にもよるけれど、自分がその一員であることに誇りを持てない

問い：その後、どういう気持ちになっていくでしょう？
↓回答：会社に誇りや愛着が持てないまま、この仕事を続けていくのは難しいという気持ちになる
問い：「有意味感」の観点から、この状況から気づくこと・学べることは？
↓回答：組織にいる以上、自分の会社や仕事に対して誇りを持つことは重要だと思うし、そのことが有意味感と繋がっていることに改めて気づいた。別の視点から有意味感を高める方法がないか考えてみたい

身近にこのような「有意味感」と関連するような出来事があれば、ぜひご自身でも考えてみてください。

苦しいときこそ困難に向き合い、次に活かす

――Dさんの場合

仕事における「有意味感」は、モチベーションやパフォーマンスに大きく影響します。仕事で困難に遭遇したときでも、職場（上司など）から信頼され、自分は大切にされていると感じられれば、その困難を「乗り越える意味がある困難」だととらえることができます。

Dさんの場合は、オーナーとの人間関係や一緒に叶えたい夢があったからこそ、さまざまな困難を高い有意味感で乗り越えてきた経緯がありました。

しかし、オーナーの「店長の代わりはいくらでもいる」という言葉で、Dさんの有意味感は崩れました。Dさんは、もうオーナーとはやっていけない、ということを理由に職場を去ることもできますが、そういう辞め方はもったいないです。苦しい局面でこそ、その困難と向き合うことの意味を考え、次に活かしてほしいのです。

Dさんからは、困難と向き合う覚悟ができたときに、「今度は、自分自身が手綱を

握れるような目標を目指すなかで、周囲を幸せにしていけたらと思っています」という言葉が口から出ました。その後、彼はポジティブな退職を選びました。現在は、自分の理想のお店をつくるため、オープンに向けて頑張っています。

ポイント

◎モヤモヤした悩みがあるときは、その理由を「なぜ」で問いかけ、掘り下げて考えていく
◎理由を突き詰めずに職場を去ると、同じ状況になったときまた辞めてしまう危険がある
◎組織で働く場合、「自分は大切されている」と感じることが「有意味感」に繋がる

フランクル心理学を用いたトレーニングとは？

ここからは、フランクル心理学をベースとしたトレーニングをご紹介したいと思います。

その前にフランクル心理学の基本的な考え方について復習します。

カウンセリングをしていると、相談者の〝人生観〟に触れることが多くあります。私たち人間は生きる意味を見出す欲求（実存的欲求）を持っており、フランクル心理学は、これを「意味への意志」と呼んでいます。第2章でも述べましたが、人は誰でも生きがいのある人生や生活を送りたいのですが、フランクル氏によると現代人は、〝意味への欲求不満〟に陥っています。

「もっとお金を稼ぎたい」「誰もが羨む結婚をしたい」「昇進したい」など、人によって、または人生のステージごとに、目的や生きがい、すなわちその人の〝欲求〟は異なります。しかし、欲求を満たしていくことに人生の意味を見出すような考え方は、やがてその人の人生に限界をもたらすでしょう。なぜなら、欲求にはキリがなく、そういう人は結局、他者と比較して優位性を保とうとしたり、世間が定義する成功者の枠組みと比較したりして、本当の自分はどうしたいのかがわからなくなるからです。昇進を目標や生きがいにしている人は、昇進できたら満足を得られ、できなければ虚しくなるという人生になってしまいます。単にそのような〝欲求〟に従って生きている人は、生きる意味を見出す欲求すなわち「意味への意志」に従って生きているとはいえず、絶えず欲求不満に苛まれ、心穏やかでいることは難しいでしょう。

フランクル心理学では、このような人は、〝自己の利益をベースにして、自分の人生に対し、生きがいや意味を享受させてくれることを期待している状態〟であるとされています。しかし、本来は、人生からなにかを与えられることを期待するのではなく、**人は人生から問われ、その問いに答える存在である**というのが、フランクル氏の指摘するところです。〝生きる意味〟を見出すには、人生からの問いを聞き取れるかどうか、問いに対してどのような行動で回答するか、にかかっているといえそうです。

ここからは、「意味への意志」を探るうえでヒントになるトレーニングを、フランクル心理学やフランクル氏の体験から書かれた『夜と霧』を参考にお伝えしたいと思います。

「人生からの問いかけ」に答える

フランクル氏は、生きることに疲れて「人生に意味がない」と言う人へのカウンセリングで、「人生はあなたになにを期待しているか」という問いをするよう促しています。

あなたを待っている人や、やり残している仕事はないか。そのために今できることはなにか。私たちは、たとえ日常的な出来事であっても、それを人生からの問いかけとして自身に問い、答えることができます。私は、この作業のくり返しによって「意味への意志」を見つけることが可能になるのではないかと考えています。

たとえば、通勤電車であなたの前に、体調の悪そうな人が立っていたら、どのような行動をとりますか？

では、職場でハラスメントの現場を目の当たりにしたときは？

これらの出来事は、「あなたは、この出来事に対してどのような態度をとりますか?」という人生からの問いかけです。どのように答えるかは自分次第、問いかけに気づかないふりをして無視することもできます。また、このような問いかけに気づかない場合もあるでしょう。ただ、人生からの問いかけに対して「誠実に答えない」という選択をくり返してしまうと、自分にとっての大切ななにか（人生観かもしれない）が失われ、意味への欲求不満に陥るように思えます。

フランクル著『それでも人生にイエスと言う』（186頁）の中でフランクル氏自身は、〝「生きるとは、問われていること、答えること、自分自身の人生に責任をもつことである」と言いうるであろう〟としています。解説者の山田邦男氏は、そのフランクル氏の言葉について〝そして、そのつどこの使命を遂行することがまさに「意味への意志」を充たすことに他ならないのである〟と解説しています。

問いかけに気がつく「習慣」とは？

では、どうしたら人生からの問いかけに気づき、正しく回答することができるでしょうか。

それは、自分の心が刺激を受けるような日常の出来事を敏感に察知し、

①人生からどのような〝問い〟があるかを聞き逃さない
②その問いに対してどのような行動をなんのために選択するか
③その対応をしたときの感想や気づいた点（必ず一つは自分への褒め言葉を入れてください）

について意識することです。

これらが習慣になるまでは、スマホのメモ機能や日記帳などに書きためていくのも良い方法です。その中で、〝今日も誰かの役に立てた〟という感覚を持てたなら、有意味感の向上にも繋がります。

◎反芻《はんすう》やメモの仕方

・出来事：数名で雑談していたら、自分が慕っている先輩の悪口が始まり、「あなたもそう思うでしょう？」と同調を求められる雰囲気になった。
・人生からの問い：あなたは、先輩の悪口に同調するよう求められていますね。どのような対応をしましたか？
・あなたの回答：「うーん、私はよくわからないので……」と、その会話を避けた。
・その回答を選んだ理由（なんのために）：一緒になって悪口を言いたくなかったけど、真っ向から反対すると角が立つと思った。
・自身の対応についての点数（人生からの問いかけに対し10点中何点で答えられた？）：6点（10点満点）
・気づき：自分は先輩に対して悪い感情はないので、そうは思わないとはっきり伝えたかったが、それはできなかった。しかし、同調圧力に流されず少なくとも悪口に参加しなくて済んだ。

以上のような内容をその場でメモに留める場合は、出来事と人生への回答、点数のみ入力し、時間のあるときに気づきなどを加筆していってもいいでしょう。

このようにメモをすることで人生からの問いかけを常に意識するようになり、どのような行動で「意味への意志」を満たしていけるのか、を感覚的に身につけていくことができます。

ポイント

◎日常的な出来事の中に「人生からの問いかけ」がある
◎人生からの問いに対し、どんな行動をなんのために選択するのか、そのときの感想や気づいたことをメモや日記帳に書きためる

フランクル心理学では、人生を意味で満たすためには、次の3つの価値を実現していくことが大切だとしています。それぞれの価値を確認しながら、日常生活でこれらの価値を実行できるトレーニング例を挙げてみたいと思います。

なにかを行うことで実現される「創造価値」

創造価値：〝なにかを行なうこと、活動したり創造したりすること、自分の仕事を実現すること〟（『それでも人生にイエスと言う』72頁）によって、実現できる価値。

例：◎自分が企画した商品が多くの人たちの生活に役立っていることを知った

◎絵や作品、文章などの創作活動の充実感

トレーニング

自分の活動や創造、仕事を通して心が充実したこと、世の中に価値を提供できたと思うことを書き出してみましょう。どんなに小さなことでも大丈夫、むしろ小さなことに気づけるのは素晴らしいことです。気づいたときに書き出していくことで、自己肯定感を育み、本来の自分を思い出します。

たとえば……

◎久しぶりに趣味だった絵を描き始めたら、夢中になっていつの間にか数時間たっていた。
◎時短のお弁当づくりをSNSで紹介したら役立ったという声を頂いた。

などです。

自分だけの「体験価値日記」を作ってみる

体験価値：〝なにかを体験すること、自然、芸術、人間を愛することによって〟実現する価値（『それでも人生にイエスと言う』72頁）

例：『夜と霧』では次のような描写があります（64〜65頁）。

被収容者の内面が深まると、たまに芸術や自然に接することが強烈な経験となった。この経験は、世界やしんそこ恐怖すべき状況を忘れさせてあまりあるほど圧倒的だった。（中略）わたしたちは、アウシュヴィッツからバイエルン地方にある収容所に向かう護送車の鉄格子の隙間から、頂が今まさに夕焼けの茜《あかね》色に照り映えているザルツブルクの山並みを見上げて、顔を輝かせ、うっとりとしていた。（中略）何年ものあいだ目にできなかった美しい自然に魅了されたのだ。

トレーニング

1日の終わりに自分にこんなことを問いかけてみてください。

「今日、幸せな気持ちを感じた瞬間はどんな場面ですか？」

◎帰り道に見た夕焼けが美しくて心が洗われた気がした。

◎母親から「生まれてきてくれてありがとう」というお誕生日のメッセージがきた。どんなときでも子どもを最優先してくれた母の愛に改めて触れた気がする。

日々、自分自身に対して上記のような問いかけをして、それをスケジュール帳やメモ用紙に書きためます。そうすることで、自分はどういう体験や経験、瞬間に幸せを感じ、どのような気持ちになれるのか、自分だけの体験価値日記ができます。これを「創造価値」とセットで作ったり、交互に書いたりしてもいいでしょう。

過去と向き合って「態度価値」を考える

態度価値：第一の方向（創造価値）でも第二の方向（体験価値）でも人生を価値あるものにする可能性がなくても、まだ生きる意味を見いだすことはできます。自分の可能性が制約されているということが、どうしようもない運命であり、避けられず逃れられない事実であっても、その事実に対してどんな態度をとるか、その事実にどう適応し、その事実に対してどうふるまうか、その運命を自分に課せられた「十字架」としてどう引き受けるかに、生きる意味を見いだすことができるのです。（『それでも人生にイエスと言う』72〜73頁より一部改変）

これは、「人生からの問いかけ」に対してどう答えるかという中枢の部分であり、首尾一貫感覚の「有意味感」とも通ずる点が多いです。

例：『夜と霧』（111頁）でフランクル氏は、収容所では内心の決断を迫る状況の連続だったと言います。

人間の独自性、つまり精神の自由などいつでも奪えるのだと威嚇し、自由も尊厳も放棄して外的な条件に弄ばれるたんなるモノとなりはて、「典型的な」被収容者へと焼き直されたほうが身のためだと誘惑する環境の力の前にひざまずいて堕落に甘んじるか、あるいは拒否するか、という決断だ。

トレーニング

このトレーニングは、ご自身のつらい過去と向き合うことになります。そのため、精神的に余裕があるときや、過去を過去として客観的に処理できると思えるようになったときに試してください（※または、最初は思い出すこともつらいという過去ではなく、すでに心の中では整理がついているような過去の経験でもいいでしょう）。

まずは、これまで苦悩と向き合った経験を思い出してください。逃れることが難しい「運命」と対峙するような場面です。フランクル氏が体験したような強制収容所がまさにそのような場面の連続だったことは容易に想像できますが、愛する人との別れや解雇、病気、借金など自分の努力ではどうしようもない事態がそれです。

このような苦難に遭遇したとき、あなたは人生からの問いかけが聞こえていたでしょうか？——過去へのタイムマシンに乗ったと想像してみてください。どの年齢に行くか、生まれてからこれまで、横軸を年齢（間隔は自由）、縦軸を主観的な幸福（山）と苦悩（谷）として（次項のグラフ参照）簡単なグラフを作成してから、どの時点に戻るか決めてみるといいでしょう。

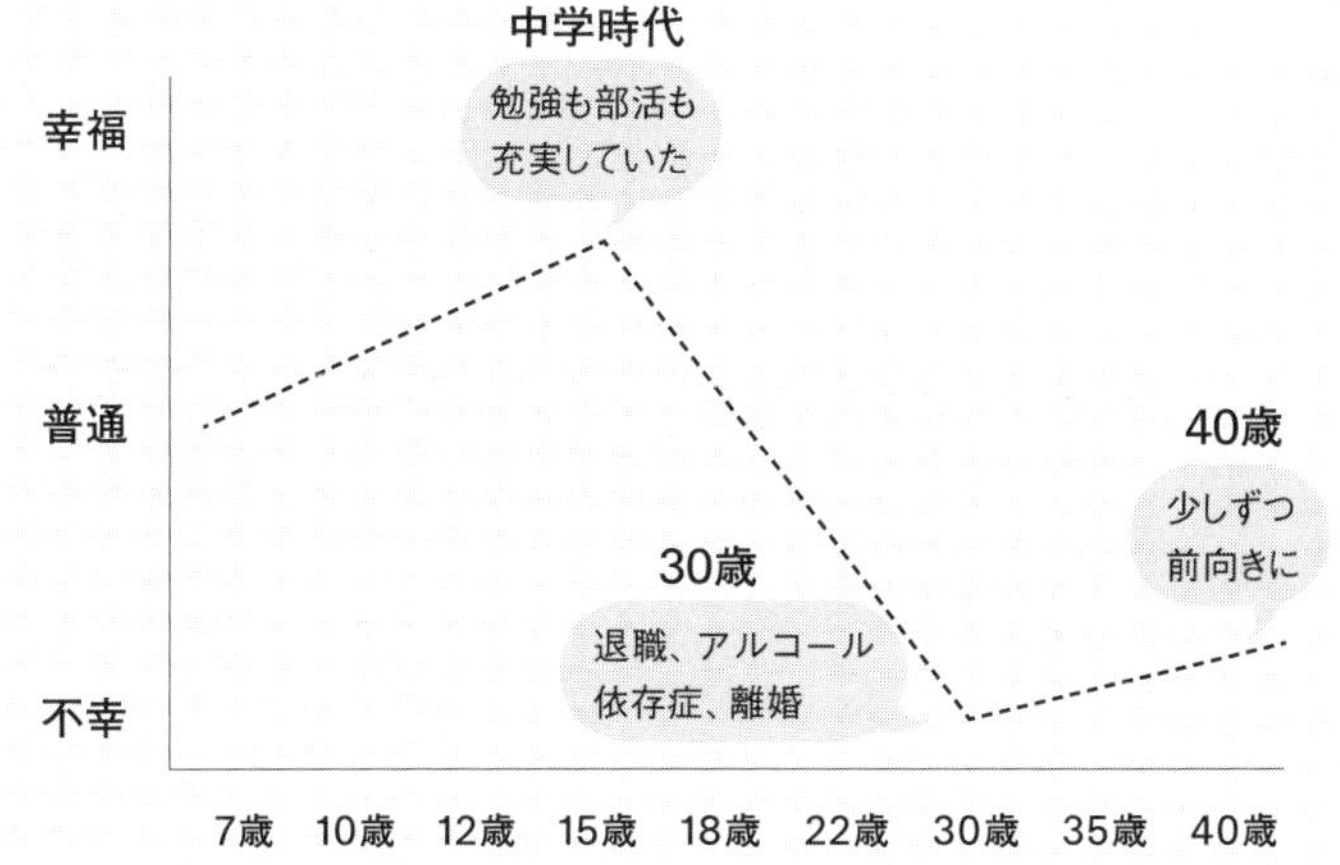

こんな質問をして整理します。

◎あなたが苦悩したと思う年齢、そのときの苦悩した出来事はなんですか？

例：30歳、上司と衝突したことがきっかけで退職、同時期にアルコール依存や離婚も経験した。

◎あなたが、苦しかった場面でとった態度（言動）とその理由が見えますか？

例：

【苦しかった場面での態度】退職後、転職活動もせず1年くらいアルコールに溺れ、妻に呆《あき》れられた。妻に何度も断酒を誓ったが、すぐに断念。とうとう離婚された。

【そのような態度に至った理由】自分なりに頑張ってきた仕事だったが、上司に認めてもらえず悪態をついた勢いで辞めてしまった。退職後は妻にも気持ちをわかってもらえなかったように思い、現実を忘れたくてアルコールに逃げた。

◎そのときの対応は、今のあなたからどのように見えていますか？

例：現実を突きつけられるのが恐くて、妻と冷静に丁寧に話し合おうともしなかった自分は弱かった。当時は、自分の存在価値すべてを否定されたと感じ自暴自棄になっていた。

◎そのときの自分には、人生からどのような問いかけがあったと思いますか？

例：あなたは、アルコールをきっぱりやめて前に進む覚悟はありますか？

◎今の自分が同じような苦難に遭遇したら、あなたはどのような態度をしようと思いますか？

例：自分が傷つかないよう逃げてばかりではなく、妻に信じてもらえるようにアルコール依存症の治療をきちんと受けるなどして一歩でも前に進む努力をしたい。

上記のトレーニングをしながら、余裕があれば次のようなことも考えてみてください。

◎自分の幸不幸を感じる基準は、どのような価値観に基づくのか？

◎これまで、不幸と考えられるような体験をしていない場合、人生においてあなたが不幸を感じることになる場面を想像し、どのような態度をとりたいか考えてみましょう。

ポイント

◎日常生活でどういう価値を実現したかという「創造価値」

◎なにかを体験すること、愛することによって実現する「体験価値」

◎どうしようもない運命の中にあっても最後に残されている「態度価値」

最終章

「生きる意味」を考える

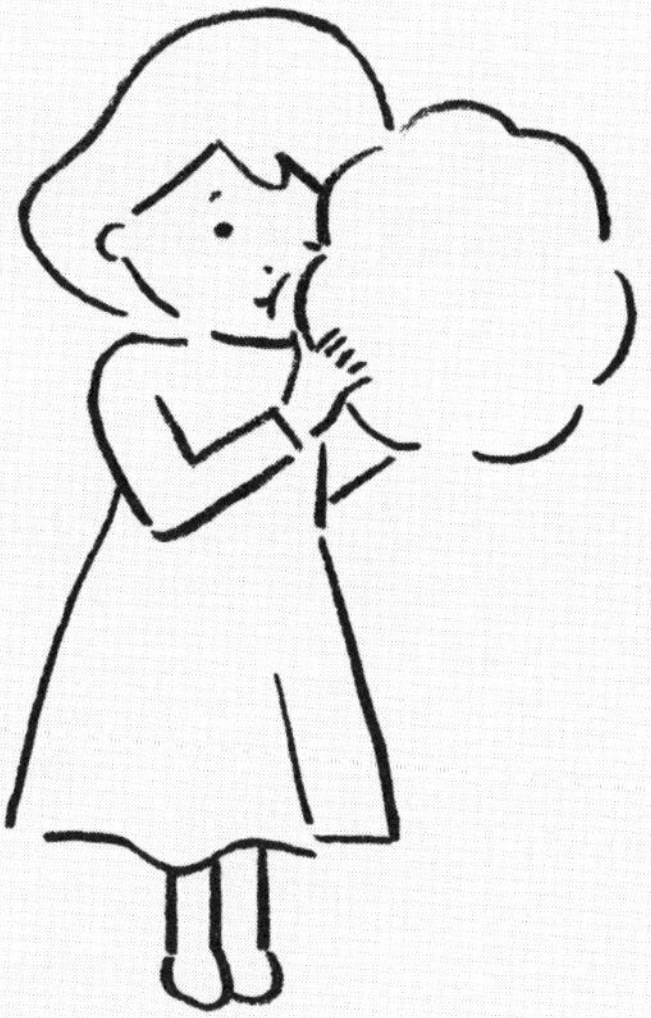

お金や地位を目的にする生き方には限界がある

本書で何度も触れたように、私たち人間の持っている〝生きる意味を見出す欲求〟（実存的欲求）を、フランクル心理学では「意味への意志」と呼んでいます。私たちは、生きがいのある人生や生活を送りたいという欲求を持っていますが、現代人は〝意味への欲求不満〟に陥っています。お金や地位、誰もが羨む結婚などを目的や生きがいにして充実感を感じる生き方は、いつかは限界がきます。

それは、どんなにお金持ちや権力者であっても、いずれ平等に死が訪れ、権力や財産はあの世へは持っていけないことからも明らかです。他者と比較して優位を保とうとすると自分自身を満たすための欲求にキリがなくなります。そのような状況に慣れてしまうと本当の自分がわからなくなり、自分は本当はどうしたいのか、なにを望んでいるのかわからなくなります。これは、フランクル心理学でいえば、人生に対して、生きがいや意味を享受することを期待している状態であり、自分中心の世界観にいるということができます。

〝親ガチャ〟に失敗した人間は幸せになれないのか

〝親ガチャ〟という言葉があります。親ガチャとは、インターネットスラングですが、子どもは親を選ぶことはできないことから、どの家庭に生まれるかで人生が大きく左右されることを意味します。たとえば、裕福な家庭に生まれれば金銭面で苦労することは少なく、お金に困っている家に生まれれば、それが原因で進学できないこともあります。ときには、虐待するような親のもとに生まれることもあります。筆者がカウンセリングをしながら思うのは、相談者の性格的なもの（ものの考え方や価値観、経済観念、行動パターンなど）は、良くも悪くも親の影響（親の性格や価値観、経済観念など）を受けて、人生にも影響を与えるということです。

選挙応援中の安倍晋三元総理を殺害した山上徹也被告も、別の視点から親ガチャの被害者の一人といえるでしょう。彼は、「母親が旧統一教会に多額の寄付をして破産した」と殺人の動機を供述しています。母親が子どもの生活や人生を犠牲にしてもなお宗教にのめり込んでいったことと、山上被告が絶望に陥ったことの間には因果関係があるでしょう。彼が殺人罪に問われながらも一部の人たちから同情が寄せられている背景には、〝親ガチャ〟という自分の努力では変えられない宿命を背負っていたことがありそうです。

では、親ガチャにハズレた子どもたち、たとえば、親が破産した宗教二世、被虐待児、貧しい家庭の子どもたちは、全員に絶望的な将来が待ち受けているのでしょうか。この状況は、ブラック企業に入社してしまった人、嫌な上司にあたってしまった人にも通ずるものがあります。

人生の分岐点は〝宿命〟として受け入れられるかどうか

みなさんの身近に、ストレスフルな状況を乗り越えて一回り成長できる人と、つらい状況に飲み込まれてしまう人の二通りの人がいなかったでしょうか。これまで私は約1万人の方のお話を聴く機会がありましたが、目を背けたくなるようなつらい出来事や現実に打ち勝つことができる人と、そうでない人との差はなにか、首尾一貫感覚やフランクル心理学などの知見と自身のカウンセリング経験からずっと考え続けてきました。

逃げ出したくなるような苦しい出来事に遭遇したとき、人はその経験を人生にとって意味あるものにできるかどうかの分岐点に立っています。その分岐点に立ったとき、つらい出来事を人生の糧にし、意味あるものにできる人とできない人には、どのような違いがあるのでしょうか。その分岐点で、起きた出来事を〝宿命〟として受け入れ、目を逸らさないという覚悟ができるかどうかがその違いなのだと思います。

ここでいう宿命とは、親ガチャや強制収容所生活、戦争など、自分の努力だけでは変えられないものです。場合によっては、退職という選択肢を選ぶのが難しい状況で、自分に合わない仕事や上司についてしまったりすることも、宿命ととらえることができるでしょう。〝宿命を受け入れる〟というと、つらい現実を前にしてあきらめるような印象も受けますが、そうではありません。宿命によって与えられた環境下で、今の自分に問われていること、できることはなにかを考えることが、覚悟を決めて宿命を受け入れるということです。強制収容所を生き延びたフランクル氏は、宿命を受け入れ、自身に次々と生死を分けるような選択が降りかかるなかで、自分自身の意志に従って選択し続け、それが結果的に生に繋がったのだと思います。

つらい出来事を意味のあるものにするために

首尾一貫感覚やフランクル心理学を知ることによって、宿命を受け入れたうえでつらい出来事を意味あるものにする道が拓《ひら》けてきます。「自分なりの人生哲学を持ちながら柔軟な考え方やとらえ方ができる」ようになるのです。自分なりの哲学を持っている人とは、これまでの人生で、知識と経験、人間関係から〝立体的な吸収〟ができている人です。

知識は、勉強量や読書量の多さに比例します。家づくりを例に挙げると、知識は土台です。豊富で質の高い知識があるほど、広くしっかりした土台ができます。その土台をベースに、自分の経験を何倍もの濃厚な経験値にしたり、互いを高め合えるような良質な人間関係を形成したりできるようになります。これが〝立体的な吸収〟です。

立体的な吸収のできる人は、同じ経験や出会いをしていても、人生をより味わい深いものにしていくためには、どうとらえ耕せばいいかが自分の持っている知識から感覚的にわかるのです。感覚的にわかるのは、把握可能感（だいたいわかった）と処理可能感（なんとかなる）があるからです。これらの感覚が高い人たちの多くは、失敗を恐れず挑戦していけるため行動的です。失敗経験も人生の肥やしにしていけることを知識や経験から学んでいるため、どんどん良質な経験値が増えていくのです。

〝立体的な吸収〟が把握可能感や処理可能感を高める

ここで、一つ注意点があります。質・量ともに圧倒的な勉強や読書、研究などをこなしてきた人は、その知識量ゆえに多くのことを把握し（把握可能感）、知識や成功体験から自分の意見や能力に自信を持っている（処理可能感）といえます。しかし、今の自分にあぐらをかいて知識のインプットを怠っていると、ときに自身の価値観や意見に固執してしまい、新たな価値観を受け入れられないことがあります。めまぐるしく変わる世の中に柔軟に対応していくには、インプットを続け、把握可能感と処理可能感を高めていくことが必要です。

ここまで読んできて、自分はあまり勉強や読書をしてこなかったから把握可能感と処理可能感は低い、と思われた方もいるかもしれません。これまでインプットが足りないと思う人は、今からでも遅くありません。伸びしろがある分、いろいろな知識を本や勉強、専門家などから吸収し続ければ、把握可能感と処理可能感を十分に高めることができます。

広く深い知識を持っていると、なにかを体験したときに、その背景にある歴史や知見を結びつけて、その体験だけでなく、体験を超えたものをも新たに吸収することができます。このような吸収も〝立体的な吸収〟です。立体的な吸収を積み重ねていくと、物事をいろんな角度から見ることができ、把握可能感や処理可能感を高めることに繋がります。

誤った選択肢を選んでしまう人の〝共通点〟とは

次に、どんなことにも意味があるという〝有意味感〟や、フランクル心理学の〝意味への意志〟について振り返ってみたいと思います。

人生においてどのような制限があっても、そして、死の淵にいるような状態であっても、置かれた環境や出来事に対して、どのような態度を示すかという精神的自由は残されています。そして、つらい出来事を人生からの問いかけと考え、どう回答するかは、その出来事に対してどのような「とらえ方」をするかにかかっています。

また、自身の内なる声（人生からの問いかけ）に誠実に耳を傾けられるかどうか、問いに対して心に違和感を残さず真摯な態度で答えられるかどうかは、醸成された「自分なりの哲学」があるかどうかにかかっています。自分なりの哲学を持っている人は、つらい出来事に遭遇しても自分にとって意味のあることに変換できる能力を持っています。こういう人は、人生の辻褄《つじつま》合わせに長《た》けています。

「とらえ方」と「自分なりの哲学」について、先ほどの山上被告のケースで考えてみたいと思います。彼は、綿密な殺害計画を立て安倍元総理を殺害しました。彼を悩ませ続ける環境や出来事と関係が深いと考える人物を、彼が培ってきた哲学や思想から〝殺害する〟という選択をした、ということです。

客観的に見れば、人生を賭けたであろう山上被告の目的は達成されたわけですが、このことで彼は有意味感や生きる意味を体感できたのでしょうか。

それを知り得るのは本人だけですが、私は、山上被告が真の意味での有意味感や生きる意味を実感できたとは思えません。

先ほど、つらい出来事を人生に意味のあることだと変換できるかどうかは、宿命を受け入れたうえで、醸成された自分なりの哲学を持っているかどうかが分岐点になると言いました。山上被告も自分なりに考え抜いた哲学や思想を持っていたと想像できますが、彼は分岐点に立ったとき、〝殺人〟という選択をしました。殺人は、動機や事情がどうであれ絶対に選択してはいけないものだったはずです。彼は人生からの問いかけが聞こえていたとしても、その問いかけを振り切ったのかもしれません。

もし、人生からの問いかけ（心の内なる声）を無視したり、振り切ったりしたのであれば〝殺人〟という究極の選択は本望ではなかったことになります。このように、

「自分なりの哲学」を持っていながらも誤った選択をしてしまう人がいます。殺人まではいかなくても、暴力に訴えたり、人を陥れたりする人も同じです。残念ながら自死を選択に入れるような人も、誤った選択をしています。自分なりの哲学を持って考え抜いても、誤った選択肢を選んでしまう彼等の共通点は、自分なりの「とらえ方」に固執し、主観的な因果関係に囚われてしまっているということです。

つらい出来事を乗り越えることが良質な人生経験となる

どのような人であっても、どんな場面に遭遇しても生きる意味のない人生なんてありません。逃げ出したくなるようなことに遭遇したときでも、逃げずに真摯に丁寧に取り組んでいけば、その経験を通して自分自身だけでなく、他人や社会に対する気持ちも変わってきます。

このような良質な人生経験を積んでいくと、自分のいる世界を信頼できるようになり、愛おしく思えるようになります。世界を愛おしく思えるようになると〝今〟が変わり、〝今〟を生きられるようになります。〝今〟を大切に思えるようになったら、あなたのかけがえのない過去の出来事はより尊いものになり、つらい過去はその意味を変えてくるかもしれません。

私は、カウンセリングを通してクライアントがつらい出来事を乗り越えるごとに良質な人生経験値が増えていき、自分自身だけでなく、自身を取り巻く環境を大切にしていけるようになる過程を見せていただいています。良質な人生経験を積むには、シンプルですが、勉強や仕事を通して知識を習得したり、行動から経験を増やしたりしていくこと、自分の価値観だけにこだわらずいろいろな人の話を聴いてみることでしょう。そして、4章でご紹介したトレーニングも自分にとって合っている、日常生活に取り入れてみようかなと思えるものがあれば、ぜひやってみてください。

「生きる意味」を考えて「生きる力」を得る

生きる意味を考えることは、現実の生活とはあまり関係のないことであり、目の前の仕事や家事で忙しい私たちは「そんなこと考えている暇はない」「考えても答えの出ることではない」と、敬遠しがちです。強制収容所のような、明日死ぬかもわからない限界状況にならないと、人間はそんなことを真剣に考えないのかもしれません。

しかし、一見平穏な毎日であったとしても、本心が満たされない〝欲求不満〟のまま人生を送るならば、たった一度の人生を悔いなく生きることができないのではないでしょうか。忙しい現代人であればこそ、いま一度、自分はなんのために生きているかについて考え、自分の内にある「意味への意志」に気づいていただきたいと思います。それが、結果的に首尾一貫感覚を高め、生きる力を得ることに繫がります。

首尾一貫感覚の概念やフランクル氏の心理学は難解な印象がありますが、本書が不足であると思われた方は、首尾一貫感覚に関する専門書やフランクル氏の著書に直接当たっていただければ、多くの新たな発見があることでしょう。本書を最後まで読んでいただけたことが、フランクル氏の発想で人生を見つめ直し、首尾一貫感覚で逆境に強い自分をつくるきっかけになることを切に願っております。

おわりに

このあとがきを書いているのは２０２３年2月14日です。間もなくロシアがウクライナに侵攻して1年が経とうとしています。この侵攻は、大きな戦争を避け、薄氷のように脆《もろ》いながらも表面的な平和を保ってきた世界情勢を混乱させるには、十分なきっかけだったと思います。それでなくてもここ数年、世界は新型コロナウィルスでさまざまな対応を迫られ、混乱し疲弊し切っていました。得体の知れないウィルスに翻弄されながらも少しずつ出口が見えてきたところで、戦争が勃発して長引き、さらに物価が上がり続けていることは、私たち日本人の生活にダイレクトに影響を及ぼしています。

現代のような想定外の出来事が次々と起こる世界を生き抜き、自分にとって意味のある生き方を貫くには、その羅針盤となる感覚を身につけることが必要です。私は、これまでのカウンセリングや研究を通し、首尾一貫感覚やフランクル氏の考えを学んで自分の人生観に取り入れていくことは、〝良質な人生を送る〞ことに通じることだと確信しています。本書は、その思いで身近な事例をもとに、日常生活で実践できるトレーニングをご紹介しています。より深く学びたいと思われた方は、ぜひ巻末の参考文献を手に取っていただけたらと思います。

本書を執筆するにあたり、多くの方々からお力添えいただきました。

私が首尾一貫感覚という概念を知り、博士論文でより理解を深めることができたのは、指導教官であった筑波大学大学院の水上勝義教授のご指導があってこそです。また、研究発表の機会をくださった文理シナジー学会にも心より感謝申し上げます。

株式会社メンタルシンクタンクの代表取締役社長であり、国会議員政策担当秘書と公認心理師の資格保持者である浜崎篤人氏には、研究などで多くの示唆をいただいたほか、本書の内容などもご確認いただきました。

また、本書の編集を担当していただき、本作品を世に送り出してくださった河出書房新社の稲村光信氏とフリー編集者の佐野千恵美氏に、心より感謝いたします。

最後に、本書を手に取っていただき、ここまでお付き合いくださった読者のみなさまに、心よりお礼申し上げます。

主要参考・引用文献

書籍（著者五十音順）

・アーロン・アントノフスキー著『健康の謎を解く─ストレス対処と健康保持のメカニズム』（山崎喜比古・吉井清子監訳／有信堂高文社／2001年）
・ヴィクトール・E・フランクル著『夜と霧』（池田香代子訳／みすず書房／2002年）
・ヴィクトール・E・フランクル著『ロゴセラピーのエッセンス─18の基本概念』（赤坂桃子訳、本多奈美・草野智洋解説／新教出版社／2016年）
・ヴィクトール・E・フランクル著『それでも人生にイエスと言う』（山田邦男、松田美佳訳／春秋社／1993年）
・ヴィクトール・E・フランクル著『絶望から希望を導くために─ロゴセラピーの思想と実践』（広岡義之訳／青土社／2015年）

・ヴィクトール・E・フランクル著『意味による癒し ロゴセラピー入門』（山田邦男訳／春秋社／2004年）
・蝦名玲子著『困難を乗り越える力―はじめてのSOC』（PHP新書／2012年）
・河合薫著『他人をバカにしたがる男たち』（日本経済新聞社／2017年）
・小杉正太郎編著『ストレス心理学―個人差のプロセスとコーピング』（川島書店／2002年）
・斎藤環著『人間にとって健康とは何か』（PHP新書／2016年）
・山崎喜比古監修・戸ヶ先里泰典編集『健康生成力SOCと人生・社会―全国代表サンプル調査と分析』（有信堂高文社／2017年）
・平木典子著『アサーション・トレーニング―さわやかな〈自己表現〉のために』（日本・精神技術研究所／2009年）
・福井至・貝谷久宣監修『図解 やさしくわかる認知行動療法』（ナツメ社／2012年）
・舟木彩乃著『「首尾一貫感覚」で心を強くする』（小学館新書／2018年）
・松山淳著『君が生きる意味―人生を劇的に変えるフランクルの教え』（諸富祥彦解説／ダイヤモンド社／2018年）

主要参考・引用文献

・諸富祥彦著『フランクル心理学入門―どんな時も人生には意味がある』（角川ソフィア文庫／2021年）
・山崎喜比古・戸ヶ里泰典・坂野純子編『ストレス対処力SOC―健康を生成し健康に生きる力とその応用』（有信堂高文社／2019年）
・ゆうきゆう著『マンガ版　ちょっとだけ・こっそり・素早く「言い返す」技術』（三笠書房／2020年）

雑誌・ウェブサイトなど

- 『労働安全衛生法に基づくストレスチェック制度実施マニュアル』（厚生労働省／２０１６年）
- 小塩佳奈・水上勝義「がん就労者のストレスと就労意向の関連の検討」（『産業ストレス研究』／25（2）／２０１８年）
- 嶋田江利香・辻大士・水上勝義「あん摩の手技を用いた力学的刺激が身体愁訴、気分、自律神経機能に与える影響」（『文理シナジー』／26（2）／２０２２年）
- 戸ヶ里泰典・山崎喜比古・中山和弘・横山由香里・米倉佑貴・竹内朋子「13項目7件法sense of coherence スケール日本語版の基準値の算出」（『日本公衆衛生雑誌』／62（5）／２０１５年）
- 舟木彩乃・水上勝義「精神科医に求められる役割とメンタルヘルス」（『新薬と臨牀』／65（6）／２０１６年）
- 舟木彩乃・水上勝義「国会議員秘書のストレスに関する研究」（『産業ストレス研究』／25（3）／２０１８年）
- 舟木彩乃・水上勝義「国会議員秘書のストレスに関する研究―4名のライフストーリー・インタビュー調査から―」（『文理シナジー』／21（1）／２０１７年）

・舟木彩乃・水上勝義「地元事務所に勤務する国会議員秘書のストレスに関する研究—議員会館勤務の国会議員秘書のストレスとの比較」(『文理シナジー』/24(1)/2020年)
・舟木彩乃『職場のストレス・マネジメント術』(毎日新聞経済プレミア(Web)/2019年)
・森本万記子・辻大士・水上勝義「神経筋疾患者の母親の心理的well-being関連要因の検討—首尾一貫感覚、スピリチュアリティ、コーピング—」(『文理シナジー』/25(2)/2021年)
・『10歳「僕はキエフに残る」高齢者に食料配達…街にとどまる市民「それぞれの理由」』(読売新聞オンライン/2022年)

ストレスマネジメント専門家

舟木彩乃

（ふなき・あやの）

ストレスマネジメント専門家〈博士（ヒューマン・ケア科学）/筑波大学大学院博士課程修了/ヒューマン・ケア科学専攻長賞受賞〉。企業人事部や病院勤務（精神科・心療内科）などを経て、現在、株式会社メンタルシンクタンク（筑波大学発ベンチャー）副社長。一般社団法人文理シナジー学会評議員。AIカウンセリングができる「ストレスマネジメント支援システム」を発明（特許取得済み）。国家資格として公認心理師、精神保健福祉士、第1種衛生管理者、キャリアコンサルタントなどを保有。カウンセラーとして約一万人の相談に対応し、中央官庁のメンタルヘルス対策や県庁の研修にも携わる。原著論文に「国会議員秘書のストレスに関する研究」（産業ストレス研究）など複数。Yahoo!ニュース 個人 オーサーとして「職場の心理学」をテーマにした記事、コメントを発信中。著書に『「首尾一貫感覚」で心を強くする』（小学館新書）がある。

過酷《かこく》な環境《かんきょう》でもなお「強《つよ》い心《こころ》」を保《たも》てた人《ひと》たちに学《まな》ぶ「首尾一貫感覚《しゅびいっかんかんかく》」で逆境《ぎゃっきょう》に強《つよ》い自分《じぶん》をつくる方法《ほうほう》

2023年4月20日　初版印刷
2023年4月30日　初版発行

著者　舟木彩乃
発行者　小野寺優
発行所　株式会社河出書房新社
〒151-0051 東京都渋谷区千駄ヶ谷2-32-2
電話 03-3404-1201(営業)
03-3404-8611(編集)
https://www.kawade.co.jp/
装丁・組版　北風総貴(ヤング荘)
イラスト　あんのようすけ(ヤング荘)

印刷・製本　三松堂株式会社

Printed in Japan
ISBN978-4-309-23130-3